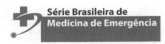

**Emergências
Pediátricas**

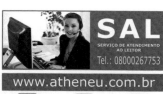

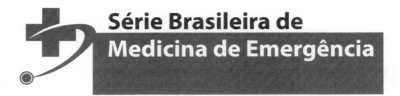

# Emergências Pediátricas

Editor do Volume
**João Carlos Batista Santana**

Coordenadores da Série
**Luiz Alexandre Alegretti Borges
Ariane Coester**

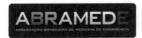 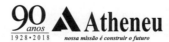

EDITORA ATHENEU

| São Paulo: | Rua Jesuíno Pascoal, 30<br>Tel.: (11) 2858-8750<br>Fax: (11) 2858-8766<br>E-mail: atheneu@atheneu.com.br |
| Rio de Janeiro: | Rua Bambina, 74<br>Tel.: (21)3094-1295<br>Fax: (21)3094-1284<br>E-mail: atheneu@atheneu.com.br |
| Belo Horizonte: | Rua Domingos Vieira, 319 —<br>conj. 1.104 |

CAPA: Paulo Verardo

PRODUÇÃO EDITORIAL: MKX Editorial

### CIP - BRASIL. CATALOGAÇÃO NA PUBLICAÇÃO
### SINDICATO NACIONAL DOS EDITORES DE LIVROS, RJ

S223e

Santana, João Carlos Batista
Emergências Pediátricas / João Carlos Batista Santana. - 1.ed. - Rio de Janeiro : Atheneu, 2018.
il.    (Série brasileira de medicina de emergência)

Inclui bibliografia
ISBN 978-85-388-0905-0

1. Emergências Pediátricas. I. Título. II. Série.

18-51616

CDD: 618.920025
CDU: 616-083.98-053.2

Vanessa Mafra Xavier Salgado – Bibliotecária – CRB-7/6644
31/07/2018   06/08/2018

SANTANA, J.C.B.

*Emergências Pediátricas – Série Brasileira de Medicina de Emergência*

© EDITORA ATHENEU

São Paulo, Rio de Janeiro, Belo Horizonte, 2018.

# Editor do Volume

**João Carlos Batista Santana**

Pediatra. Intensivista Pediátrico. Emergencista Pediátrico. Professor Adjunto do Departamento de Pediatria da Faculdade de Medicina da Universidade Federal do Rio Grande do Sul (UFRGS). Doutor em Pediatria pela UFRGS. Chefe do Serviço de Urgência e Emergência do Hospital de Clínicas de Porto Alegre (HCPA).

# Coordenadores da Série

### Luiz Alexandre Alegretti Borges

Vice-Presidente da Associação Brasileira de Medicina de Emergência (ABRAMEDE). Ex-Presidente da ABRAMEDE. Presidente da Associação de Medicina Intensiva Brasileira (AMIB) nos períodos 1991-1993 e 1993-1995. Coordenador da Câmara Técnica de Medicina de Emergência do Conselho Regional de Medicina do Estado do Rio Grande do Sul (CREMERS). Membro da Câmara Técnica de Medicina de Emergência do Conselho Federal de Medicina (CFM). Coordenador da Comissão de Residência Médica (COREME) do Hospital de Pronto-Socorro de Porto Alegre (HPS). Médico Intensivista das Unidades de Terapia Intensiva (UTI) do HPS e do Hospital Nossa Senhora da Conceição de Porto Alegre. Título de Especialista em Medicina Intensiva pela Associação de Medicina Intensiva Brasileira (AMIB). Título de Especialista em Medicina de Emergência pela ABRAMEDE.

### Ariane Coester

Médica Emergencista. Graduada em Medicina pela Universidade Federal do Rio Grande do Sul (UFRGS). Mestre em Epidemiologia pela UFRGS. Especialista em Medicina de Emergência pela Associação Brasileira de Medicina de Emergência (ABRAMEDE).Médica da Prefeitura Municipal de Porto Alegre.

# Colaboradores

### Ana Claudia Tonelli de Oliveira

Graduada em Medicina pela Universidade Federal de Santa Maria. Residência Médica em Medicina Interna pela Universidade Federal de Ciências da Saúde de Porto Alegre (UFCSPA). Especialização em Geriatria pela Pontifícia Universidade Católica do Rio Grande do Sul (PUC-RS). Mestrado em Medicina: Ciências Médicas pela Universidade Federal do Rio Grande do Sul (UFRGS). Doutorado em Cardiologia e Ciências Cardiovasculares pela UFRGS. Proficiência em *point-of-care ultrassound* pela Harvard Medical School, realizada no Massachusetts General Hospital, EUA. Professora da Escola de Saúde da Universidade do Vale do Rio dos Sinos (Unisinos). Colaboradora do Programa de Residência em Medicina de Emergência do Hospital de Clínicas de Porto Alegre (HCPA). Coordenadora do Programa de Desenvolvimento do Centro de Simulação para o Ensino na Saúde do HCPA.

### Ana Paula Pereira da Silva

Médica Pediatra do Serviço de Emergência e Medicina Intensiva Pediátrica do Hospital de Clínicas de Porto Alegre (HCPA). Médica Intensivista Pediátrica do Hospital de Pronto-Socorro de Porto Alegre (HPS).

### Bianca Domingues Bertuzzi

Médico Emergencista. *Fellow Emergency Medicine Ultra Sound* do Massachusetts General Hospital, EUA. Preceptor de Medicina em Emergências do Hospital de Clínicas de Porto Alegre (HCPA) e do Hospital Pronto-Socorro de Porto Alegre (HPS).

### Cinara Andreolio

Médica Intensivista da Unidade de Terapia Intensiva Pediátrica do Hospital de Clínicas de Porto Alegre (HCPA). Mestre em Pediatria pela Pontifícia Universidade Católica do Rio Grande do Sul (PUC-RS). Doutora em Pediatria pela Universidade Federal do Rio Grande do Sul (UFRGS).

### Cláudia Eneida Feldens

Pediatra. Graduada pela Universidade Federal do Rio Grande do Sul (UFRGS). Residência Médica no Serviço de Pediatria do Hospital de Clínicas de Porto Alegre (HCPA). Médica Pediatra do Serviço de Emergência e Medicina Intensiva Pediátricas do HCPA.

### Cláudia Schweiger

Médica Otorrinolaringologista. Preceptora de Otorrinolaringologia Pediátrica do Hospital de Clínicas de Porto Alegre (HCPA). Professora Colaboradora do Programa de Pós-graduação em Saúde da Criança e Adolescente da Universidade Federal do Rio Grande do Sul (UFRGS). Mestrado e Doutorado pela UFGRS. Pós-doutorado em Otorrinolaringologia Pediátrica pela Cincinnati Children's, Ohio, EUA.

### Cláudio Ricachinevski

Titulo Especialista pela Sociedade Brasileira de Pediatria (SBP). Título de Especialista Intensivista Pediátrica pela Associação Brasileira de Terapia Intensiva (ABTI). Médico contratado de Emergências Pediátricas pelo Hospital de Clínicas de Porto Alegre (HCPA). Médico Pediatra da Pneumologia Pediátrica do HCPA.

### Daniel Fontana Pedrollo

Médico Emergencista da Sala Vermelha do Hospital de Pronto-Socorro de Porto Alegre (HPS). Médico Emergencista do Hospital de Clínicas de Porto Alegre (HCPA). Supervisor do Programa de Residência em Medicina de Emergência do HCPA.

### Denise Chaves

Médica Pediatra do Serviço de Emergência e Medicina Intensiva Pediátricas do Hospital de Clínicas de Porto Alegre (HCPA).

### Denise Manica

Médica Otorrinolaringologista. Preceptora de Otorrinolaringologia Pediátrica do Hospital de Clínicas de Porto Alegre (HCPA). Doutora em Pediatria pela Universidade Federal do Rio Grande do Sul (UFRGS).

### Francisco Bruno

Professor de Pediatria da Escola de Medicina da Pontifícia Universidade Católica do Rio Grande do Sul (PUC-RS). Médico Rotineiro do Hospital São Lucas da PUC-RS e Hospital de Clínicas de Porto Alegre (HCPA).

### Gabriela Fontanella Biondo

Pediatra. Emergencista Pediátrica.Mestranda do Programa de Pós-graduação em Ciências da Saúde da Universidade Federal de Ciências da Saúde de Porto Alegre (UFCSPA). Residência Médica em Pediatria pelo Hospital São Lucas da Pontifícia Universidade Católica do Rio Grande do Sul (PUC-RS). Residência Médica em Emergência Pediátrica pelo Hospital de Clínicas de Porto Alegre (HCPA). Médica Rotineira da Unidade de Emergência Pediátrica do Hospital Moinhos de Vento de Porto Alegre.

### Helena Muller

Pediatra Intensivista do Hospital de Clínicas de Porto Alegre (HCPA) e Moinhos de Vento. Mestre em Pediatria pela Universidade Federal do Rio Grande do Sul (UFRGS).

### Juarez Cunha

Pediatra com Especialização em Intensivismo Pediátrico. Médico da Vigilância em Saúde da Secretaria de Saúde da Prefeitura Municipal de Porto Alegre. Membro dos Comitês de Cuidados Primários e Infectologia pela Sociedade de Pediatria do Rio Grande do Sul (SPRS). Membro da Câmara Técnica de Infectologia do Conselho Regional de Medicina do Rio Grande do Sul (CREMERS). Diretora da Sociedade Brasileira de Imunizações (SBIM). Membro do Comitê Brasileiro de Calendário de Vacinações (SBIM).

### Márcio da Silveira Rodrigues

Médico Emergencista. *Fellow Emergency Medicine Ultra Sound* do Massachusetts General Hospital, EUA. Preceptor de Medicina em Emergências do Hospital de Clínicas de Porto Alegre (HCPA) e do Hospital Pronto-Socorro de Porto Alegre (HPS).

### Patrícia Miranda do Lago

Intensivista Pediátrica. Emergencista Pediátrica. Professora Adjunta do Departamento de Pediatria da Universidade Federal do Rio Grande do Sul (UFRGS). Chefe da Unidade Emergências Pediátricas do Hospital de Clínicas de Porto Alegre (HCPA). Paliativista pela Sociedade Brasileira de Pediatria, Associação de Medicina Intensiva Brasileira e Associação Médica Brasileira (SBP/AMIB/AMB). Doutora em Pediatria pela Pontifícia Universidade Católica do Rio Grande do Sul (PUC-RS).

### Paulo José Cauduro Maróstica

Professor Titular de Pediatria da Universidade Federal do Rio Grande do Sul (UFRGS). Coordenador da Pós-graduação da Saúde da Criança e Adolescente da UFRGS. Chefe da Unidade de Pnemologia do Hospital de Clínicas de Porto Alegre (HCPA). Doutor em Medicina: Pneumologia pela UFRGS. Pós-doutor pela Indiana University, EUA.

### Ricardo Tavares

Médico Otorrinolaringologista. Graduado em Medicina pela Universidade Federal do Rio Grande do Sul (UFRGS). Residência em Otorrinolaringologia no Hospital São Lucas da Pontifícia Universidade Católica do Rio Grande do Sul (PUC-RS).

### Sérgio Luis Amantéa

Intensivista Pediátrico. Emergencista Pediátrico. Professor Adjunto do Departamento de Pediatria da Universidade Federal de Ciências da Saúde de Porto Alegre (UFCSPA). Coordenador da Pós-graduação em Pediatria da UFCSPA. Doutor em Pneumologia pela Universidade Federal do Rio Grande do Sul (UFRGS). Membro do Departamento Científico de Emergência da Sociedade Brasileira de Pediatria (SBP).

### Tatiana da Silva Scheid

Pediatra. Intensivista Pediátrica. Graduada pela Universidade Federal do Rio Grande do Sul (UFRGS). Médica Pediatra do Serviço de Emergência e Medicina Intensiva Pediátricas do Hospital de Clínicas de Porto Alegre (HCPA).

# Apresentação da Série

## SÉRIE BRASILEIRA DE MEDICINA DE EMERGÊNCIA

É com muita alegria que a Associação Brasileira de Medicina de Emergência (ABRAMEDE) apresenta a todos os profissionais que militam na área de Medicina de Emergência esta magnífica *Série Brasileira de Medicina de Emergência*, com enfoque na criança e no adulto, em parceria com a Editora Atheneu, que sem dúvida marcará época, preenchendo uma importante lacuna no meio acadêmico.

A abordagem dos volumes que compõem esta Série é objetiva e dinâmica, facilitando a leitura como se espera numa consulta rápida de pronto-socorro.

Com o lançamento dessas obras, a ABRAMEDE espera contribuir para a formação e capacitação de médicos emergencistas e na prática assistencial dos profissionais que atuam nos Serviços de Emergência.

*Luiz Alexandre Alegretti Borges*
*Coordenador da Série*

# Prefácio

## EMERGÊNCIA PEDIÁTRICA: O INÍCIO DE UMA NOVA ERA NA PEDIATRIA

Nos últimos 60 a 70 anos ocorreu um aumento inimaginável no volume de atendimento dos serviços de emergências da maioria dos países. Como resposta, aumentaram os recursos diagnósticos e terapêuticos obtendo uma resolutividade cada vez maior do setor. Por tudo isso, juntamente com bloco cirúrgico e unidades de tratamento intensivo, a unidade de Emergência torna-se uma área fundamental e estratégica na organização da assistência hospitalar. Na pediatria, essa mesma lógica é seguida, quando se observa que 40% das admissões hospitalares de pacientes pediátricos ocorrem através dos serviços de Emergência.[1,2] Com toda essa importância assistencial, não tardou muito para que a especialidade de Emergência se tornasse reconhecida se transformasse em uma das maiores especialidades médicas dos Estados Unidos, contando com mais de 25.000 profissionais em atividade.[1,3] Na Emergência Pediátrica, não é diferente, sendo a área de atuação que mais cresceu nos EUA (500% entre 1992 e 1999) e a segunda mais procurada pelos pediatras que concluíram a Residência básica.[1,3,4]

Infelizmente no Brasil, por problemas políticos associativos, a especialidade de Emergência somente foi reconhecida e homologada em 2015. Antes disso, a Sociedade Brasileira de Pediatria (SBP), no período de 1990 e 2002, tinha acordado com a Comissão Nacional de Residência Médica (CNRM) o credenciamento de alguns programas de residência para oferecer o terceiro ano opcional do Programa de Residência em Pediatria, destinado ao treinamento na área específica. A partir de 2002, a Emergência Pediátrica deixou de ser área de atuação da Pediatria sem possibilidade de manter esse programa reconhecido pela CNRM, suspendendo assim a formação de pediatras com treinamento e habilitação na área de atuação de Emergência Pediátrica por mais de uma década. Evidentemente, essa impossibilidade na formação de profissionais qualificados em Emergência Pediátrica trouxe enormes prejuízos à população brasileira, à pediatra, ao ensino e à pesquisa em nosso meio.[5]

Mesmo com o reconhecimento da especialidade de Emergência, da área de atuação em Emergência Pediátrica (resolução CFM 2.149/2016) e homologação dos diversos programas de residências, não há dúvidas que outras medidas devem ser adotadas em nosso país visando à consolidação dessa importante área da Medicina e da Pediatria.[6,7] Nessa perspectiva, a publicação de um volume específico da *Série Brasileira de Medicina de Emergência*, destinado à *Emergência Pediátrica*, além do papel educacional serve também como um marco de uma nova etapa, quando vários desafios deverão ser enfrentados, tais como:[5,8]

- Vislumbrar, preparar e habilitar pediatras para enfrentar os desafios previstos para as próximas décadas nos serviços de Urgências Pediátricas;
- Aprimorar um modelo e obtenção de recursos para o aprendizado nessa área, assim como aquisição de competências e habilidades específicas;
- Formação de líderes para atuar em serviços de Emergência pediátrica;
- Ampliar a oferta de pediatras com habilidades e competências em Emergência Pediátrica nas diversas regiões do país;
- Desenvolvimento da pesquisa nos principais temas e desafios da Emergência Pediátrica.

Ao implementar tais políticas educacionais estaremos recuperando um tempo precioso perdido nas últimas décadas, com lacunas e conhecimento, de competências e habilidades que dificultaram o pediatra para atuar de forma plena no serviço de Emergência Pediátrica. Mais bem capacitado nas diversas competências, o pediatra volta a assumir, de fato e de direito, a figura de referência, de liderança e elemento inovador nessa área. Tornando-se o interlocutor vocacionado e identificado capacitado para encaminhar as discussões intra e extra-hospitalares visando à implementação de políticas de gerenciamento e assistência em Emergência Pediátrica.

Portanto, não haveria momento mais propício para o lançamento de volume exclusivo das Clínicas Brasileiras de Medicina de

Emergência destinada exclusivamente à Emergência Pediátrica. Pelos temas selecionados e autores convidados, tenho convicção que este volume deixará uma marca definitiva nesta nova era da Emergência Pediátrica do Brasil.

*Jefferson P. Piva*
Professor Titular de Pediatria na Faculdade de Medicina da Universidade Federal do Rio Grande do Sul (UFRGS). Chefe do Serviço de Emergência e Medicina Intensiva Pediátrica do Hospital de Clínicas de Porto Alegre (HCPA).

## REFERÊNCIAS BIBLIOGRÁFICAS

1 – Committee on the Future of Emergency Care in the United States Health System. Emergency Care for Children: Growing Pains. Washington DC: National Academies Press. 2007. P338. Acessado em 01 de junho de 2017 em <http://www.nap.edu/catalog/11655.html>.

2 – Cloutier RL, Walthall JDH, Mull CC, Nypaver MM, Baren JN. Best Educational Practices in Pediatric Emergency Medicine During Emergency Medicine Residency Training: Guiding Principles and Expert Recommendations. Academic Emergency Medicine 2010; 17:S104–S113.

3 – Abel KL, Nichols MH. Pediatric emergency medicine fellowship training in the new millennium. Pediatr Emerg Care. 2003;19(1):20-4.

4 – Pena ME, Snyder BL. Pediatric Emergency Medicine: The history of a growing discipline. Emerg Med Clinics of North Am 1995, 13:235-253 Pediatr Emerg Care. 2011;27(12):1208-12. doi: 10.1097/PEC.0b013e31823ecea3.

5 – Piva JP, Lago PM, Garcia PC. Pediatric emergency in Brazil: The consolidation of an area in the pediatric field. J Pediatr (Rio J). 2017. http://dx.doi.org/10.1016/j.jped.2017.07.005.

6 – Resolução CFM 1634/2002. Reconhecimento de Especialidades Médicas. Acessível em <http://www.portalmedico.org.br/resolucoes/CFM/2002/1634_2002.htm>. Acessado em 4 de junho de 2017.

7 – Resolução CFM 2.149/2016. Homologa a Portaria CME n° 02/2016, que aprova a relação de especialidades e áreas de atuação médicas aprovadas pela Comissão Mista de Especialidades. Acessível em: <http://www.portalmedico.org.br/resolucoes/CFM/2016/2149_2016.pdf>. Acessado em 4 de junho de 2017.

8 – Lantos JD, Ward NA. A new pediatrics for a new century. Pediatrics 2013;131:S121–S126.

# Sumário

**1** Estratégias para Garantir a Via Aérea na Obstrução
Respiratória Alta, 1
*Denise Manica*
*Cláudia Schweiger*
*Ricardo Tavares*

**2** Uso de Oxigenoterapia de Alto Fluxo na Emergência
Pediátrica, 15
*Cinara Andreolio*
*Francisco Bruno*

**3** Terapêutica da Bronquiolite Viral Aguda Baseada em
Evidências, 25
*Sérgio Luis Amantéa*
*Cláudio Ricachinevski*

**4** Terapêuticas na Asma Aguda Grave na Emergência
Pediátrica, 39
*João Carlos Batista Santana*
*Helena Muller*
*Patrícia Miranda do Lago*

**5** Repensando o Manejo da Síndrome Torácica na Síndrome
Falcêmica, 53
*Ana Paula Pereira da Silva*

**6** Intercorrências em Fibrose Cística na Sala de Emergências Pediátricas, 65
*Cláudia Eneida Feldens*
*Paulo José Cauduro Maróstica*

**7** Como Identificar e Tratar as Pneumonias na Emergência Pediátrica, 75
*Patrícia Miranda do Lago*
*Tatiana da Silva Scheid*

**8** Gripe A-H1N1 e seu Impacto nas Unidades de Emergência Pediátrica, 83
*Gabriela Fontanella Biondo*
*João Carlos Batista Santana*

**9** Coqueluche é Coisa do Passado?, 95
*Juarez Cunha*
*Denise Chaves*

**10** As Potencialidades do Uso do Ultrassom à Beira do Leito nas Emergências Pediátricas, 105
*Ana Claudia Tonelli de Oliveira*
*Bianca Domingues Bertuzzi*
*Daniel Fontana Pedrollo*
*Márcio da Silveira Rodrigues*

Índice Remissivo, 135

# Capítulo 1

# Estratégias para Garantir a Via Aérea na Obstrução Respiratória Alta

Denise Manica
Cláudia Schweiger
Ricardo Tavares

## ■ Introdução

As doenças de vias aéreas superiores em crianças podem ser divididas em congênitas ou adquiridas[1] e em agudas ou crônicas. O estridor, que é um sinal clínico e não um diagnóstico, é frequentemente a manifestação clínica predominante no paciente pediátrico com obstrução de via aérea. A sua apresentação e o seu manejo dependem da localização anatômica e da gravidade da obstrução. Uma vez que essa obstrução pode dificultar a intubação e a obtenção de uma via aérea estável, é fundamental que os pediatras tenham bom conhecimento dos seus aspectos mais relevantes. Segue uma discussão sobre as principais doenças obstrutivas da via aérea superior, seu diagnóstico e manejo.

## ■ Avaliação da Criança com Obstrução Respiratória Alta

### Sinais e sintomas

A avaliação inicial de uma criança com obstrução de via aérea alta deve priorizar o grau de comprometimento da ventilação. Mesmo antes de a história clínica ser obtida, a ectoscopia é essencial. Naquelas crianças com esforço respiratório significativo (batimento de asa nasal; retrações supraclavicular, esternal, intercostal ou subcostal significativas; cianose; sonolência ou apneias), deve-se proceder à estabilização imediata da via aérea. Nos pacientes estáveis, a abordagem se inicia por uma minuciosa história clínica e pelo exame físico.

Na história clínica, deve-se interrogar história perinatal, ganho de peso, qualidade de voz, distúrbios de deglutição, sintomas de refluxo gastresofágico, sintomas sugestivos de aspiração (tosse, engasgos, regurgitação, pneumonia aspirativa), história prévia de intubação endotraqueal, história de laringites de repetição, doença pulmonar

# 2 ■ Série Brasileira de Medicina de Emergência

ou neurológica concomitantes, e detalhes relacionados ao estridor, como idade de surgimento, influência da posição da criança na intensidade da obstrução, relação com alimentação e outros fatores de piora e de melhora.

No exame físico, o ruído respiratório é a marca da obstrução de via aérea alta e é um sinal que indica a passagem de ar por um segmento estreitado. A diferenciação entre estridor e outros ruídos respiratórios é fundamental. O estridor, normalmente de alta frequência, pode ser inspiratório, expiratório ou bifásico. O inspiratório, em geral, é causado por obstrução supraglótica. O expiratório é causado por obstrução distal na porção inferior da traqueia. Patologias glóticas fixas, subglóticas ou na traqueia extratorácica apresentarão estridor bifásico, ou seja, tanto na inspiração como na expiração. Já o ronco, ruído inspiratório e de baixa frequência, é causado por obstrução nasal ou faríngea e geralmente piora durante o sono.

Uso de musculatura acessória e retração subcostal e de apêndice xifoide estão presentes em todas as formas de disfunção respiratória, mas retração de fúrcula normalmente é sinal de obstrução acima da entrada torácica. A voz ou choro é outro indicativo da topografia da obstrução: a rouquidão sugere envolvimento laríngeo, uma voz/choro abafado sugere comprometimento supraglótico, enquanto voz soprosa/choro fraco sugere paralisia de prega vocal. Sintomas concomitantes como tosse e engasgos sugerem condições específicas tais como paralisia de prega vocal, aspiração, refluxo gastresofágico ou defeitos anatômicos como fenda laríngea e fístula traqueoesofágica.

Quando diante de doenças obstrutivas que apresentam piora progressiva, como estenose subglótica (ESG) pós-intubação ou hemangioma, é importante lembrar que as crianças são tolerantes ao comprometimento progressivo da subglote, podendo estar assintomáticas com obstruções de até 70 a 80% da luz.

Também é importante estar atento para o tamanho e para a posição da mandíbula e da língua e para a presença de dismorfologias faciais, que podem contribuir para a obstrução da via aérea ao nível da faringe.

## Diagnóstico

Embora a história clínica e o exame físico iniciais sejam indispensáveis na criança com obstrução de via aérea, as informações coletadas nos permitem exclusivamente formular hipóteses. A avaliação isolada do estridor não é confiável, o que torna imprescindível o exame endoscópico da via aérea. No contexto da emergência, é uma técnica bastante útil e tem muitas potenciais indicações, como conferir patência e posição do tubo endotraqueal, auxiliar em uma intubação difícil e avaliar o estridor, seja este prévio à intubação ou como uma manifestação após a extubação.

Estratégias para Garantir a Via Aérea na Obstrução Respiratória Alta ■ 3

A segurança do exame endoscópico é essencial e obviamente é menor quanto mais instável estiver o paciente. Por isso, esse exame sempre deve ser discutido entre o otorrinolaringologista e os pediatras assistentes para se decidir qual o melhor momento de sua realização e quais as possíveis questões a serem esclarecidas durante o procedimento.

O exame pode ser realizado com aparelho flexível ou rígido, com ou sem anestesia. A endoscopia flexível tem papel fundamental na avaliação de cavidade nasal, faringe, região supraglótica e glótica. Levando em consideração que a principal causa de estridor crônico é a laringomalácia, a maioria dos diagnósticos pode ser estabelecida com o exame flexível no consultório, sem necessidade de sedação.

Para auxiliar na seleção dos pacientes que devem realizar o exame sob anestesia geral, Hollinger[2] propôs uma técnica mnemônica vista no **Quadro 1.1**. Qualquer resposta positiva a um dos itens é indicação de exame sob anestesia. Assim, no contexto da emergência, pela gravidade do estridor, possibilidade de lesões abaixo da glote e manifestações associadas (cianose, apneias, dessaturações), o ideal é que o exame seja realizado em centro cirúrgico, com anestesista experiente em via aérea.

Quando realizado sob anestesia, o exame flexível deve ser complementado pelo rígido, que permite melhor avaliação das lesões fixas e também a instrumentalização da via aérea, conforme será discutido a seguir.

Os exames radiológicos podem ser úteis em alguns casos, mas sua sensibilidade para a maioria das doenças é baixa, com exceção do diagnóstico de corpos estranhos radiopacos, que, em geral, são claramente visualizados em raio X simples.

## ■ Causas

São inúmeras nos casos de obstrução de via aérea alta. Nos pacientes pediátricos, as doenças congênitas são as principais causas

**Quadro 1.1** Técnica mnemônica para indicação de endoscopia de via aérea sob anestesia geral

| S = Severity | Impressão subjetiva dos pais quanto à gravidade da obstrução |
|---|---|
| P = Progression | Piora da obstrução ao longo do tempo |
| E = Eating | Disfagia, aspiração ou déficit de crescimento |
| C = Cyanotic | Episódios de cianose, eventos aparentemente ameaçadores à vida |
| S = Sleep | Distúrbios do sono, esforço respiratório durante o sono |
| R = Radiology | Alterações específicas detectadas por radiografias |

# 4 ■ Série Brasileira de Medicina de Emergência

de obstrução crônica, sendo a laringomalácia a mais comum. Entre as causas adquiridas não infecciosas, as estenoses secundárias à intubação são as mais comuns. Já nos quadros de instalação aguda, as laringites virais e bacterianas são as etiologias mais prevalentes. No **Quadro 1.2**, estão listadas as causas de obstrução respiratória alta; as mais comuns serão detalhadas a seguir.

## Obstrução nasal

É potencialmente grave quando acomete os recém-nascidos e lactentes nos primeiros 5 a 6 meses de vida, uma vez que esses são respiradores nasais preferenciais.[3]

A principal causa é a rinite do lactente, mas esses quadros geralmente são leves ou moderados e melhoram bastante com a aplicação de soro fisiológico.

As principais causas anatômicas de obstrução são atresia de coanas, dacriocistocele e estenose da abertura piriforme anterior/hipoplasia de maxila, todas com apresentações clínicas muito semelhantes. O quadro clínico clássico em casos de obstrução bilateral grave se constitui de esforço ventilatório, taquipneia e cianose subsequente. O choro costuma aliviar a obstrução, uma vez que há respiração oral. Quando o choro cessa, um novo ciclo se inicia. A ausência de batimento de asa nasal em quadro de disfunção respiratória e a não progressão de uma sonda de aspiração pela cavidade nasal sugerem o diagnóstico de uma obstrução anatômica, que é confirmado por endoscopia nasal e por tomografia computadorizada. O alívio da obstrução é conseguido com uma cânula oral ou mesmo intubação, até que o tratamento definitivo seja realizado, normalmente cirúrgico nos casos de obstrução anatômica grave.

## Malácia da via aérea

A laringomalácia (**Figura 1.1**) é a causa mais frequente de estridor crônico em crianças e, quando presente como alteração isolada da via aérea, raramente se manifestará com comprometimento agudo da ventilação.[4] Uma importante característica da malácia é que a obstrução será reversível com pressão positiva, diferente de lesão obstrutiva fixa da via aérea.[5]

Nos casos de laringomalácia isolada, a maioria das crianças necessita apenas de observação. Naquelas com sintomas de gravidade (cerca de 10% dos casos), há indicação de supraglotoplastia, um procedimento endoscópico, rápido e efetivo, que substituiu a traqueostomia como intervenção de escolha. Esse procedimento é realizado com anestesia sob ventilação espontânea na maioria dos casos. A criança permanece em unidade de terapia intensiva (UTI) nas primeiras 24 horas pelo potencial risco de edema de laringe e a alimentação via oral já é reiniciada assim que o paciente estiver recuperado da anestesia.

**Quadro 1.2  Causas de obstrução respiratória alta em crianças**

| Causas Congênitas | | Causas Adquiridas | |
|---|---|---|---|
| Obstrução nasal | Atresia de coana | Causas Infecciosas | Laringite |
| | Dacriocistocele | | Epiglotite |
| | Estenose da abertura piriforme anterior | | Abscesso cervical |
| | Hipoplasia de maxila | Causas Imunológicas | Artrite reumatoide juvenil |
| Malformações craniofaciais com micrognatia/glossoptose | | | Granulomatose |
| Macroglossia | | Trauma | Corpo estranho |
| Laringomalácia | | | Causas iatrogênicas: |
| Faringomalácia | | | • Após intubação |
| Estenose subglótica congênita/membrana laríngea | | | – Lesões agudas |
| Fenda laringotraqueoesofágica | | | – Estenose laríngea e traqueal |
| Paralisia de prega vocal | | | • Após cirurgia |
| Tumores | Hemangioma | | Tocotraumatismo |
| | Linfangioma | Tumores | Papilomatose Respiratória Recorrente |
| | Outros | | Outros |
| | | Laringite espasmódica | |
| | | Refluxo laringofaríngeo | |

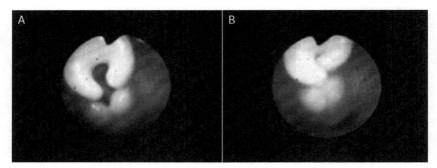

**Figura 1.1** *Fibronasolaringoscopia em criança de 1 mês com laringomalácia em 2 momentos: (A) expiração e (B) inspiração. Na inspiração, vê-se colabamento da epiglote e cuneiformes com obstrução da luz glótica e impossibilidade de se visualizarem pregas vocais. Fonte: Arquivo de imagens dos autores.*

Em pacientes neuropatas, sindrômicos, após período de ventilação mecânica ou, muito raramente, em pacientes sem comprometimento neurológico, pode ocorrer associação com faringomalácia em que a disfunção respiratória tende a ser mais importante, levando á retração, dificuldade de deglutição e falha do desenvolvimento.[6]

Quando há faringomalácia associada, especialmente em pacientes neuropatas, a pressão positiva pode ser a terapia, mas um significativo número de pacientes necessitará de traqueostomia.

### Anomalias anatômicas da mandíbula

Pode ser muito difícil intubar crianças com micrognatia/glossoptose, fixação temporomandibular ou trauma maxilofacial. Nesse contexto, as crianças com sequência de Robin representam um desafio na intubação. A glossoptose secundária à micrognatia é causa de graus variados de comprometimento da respiração e deglutição, indo de crianças levemente afetadas, sem necessidade de intervenção a casos gravemente afetados, àquelas com obstrução importante e impossibilidade de alimentação.[7] Em geral, é possível intubar com laringoscópio e um tubo com fio guia angulando de 30 a 45° e com aplicação de pressão externamente na cricoide. Se esse procedimento não for bem-sucedido, poderá ser necessária a intubação com endoscópio flexível. O desenvolvimento de endoscópios com pequeno calibre tem facilitado muito a aplicação dessa técnica em crianças.

As opções de tratamento para pacientes com sequência de Robin são não cirúrgicas (posição prona, tubo nasofaríngeo, intubação prolongada) e cirúrgicas (distração mandibular, traqueostomia, sutura lábio-língua). Várias instituições já publicaram seus protocolos, mas ainda não há consenso sobre as indicações de cada técnica, eficácia e riscos a longo prazo.

## Laringite viral aguda

É a causa mais comum de estridor agudo na infância. Acomete crianças de 6 meses a 4 anos (pico de incidência aos 2 anos) e tem o vírus parainfluenza tipo I como principal agente etiológico. Tradicionalmente, ocorre no outono e início do inverno. Em geral, os pacientes apresentam um quadro viral leve por 2 a 3 dias e após desenvolvem tosse ladrante seguida por estridor. O tratamento é baseado no uso de corticosteroides (dexametasona 0,15 a 0,6 mg/kg oral ou intramuscular, em dose única) e nebulização com adrenalina. Os episódios, em geral, respondem bem ao tratamento medicamentoso. Nos raros casos em que a intubação é necessária, deve ser realizada com um tubo menor do que o recomendado para a idade e normalmente mantida por 3 a 5 dias.

O principal diagnóstico diferencial da laringite viral é a chamada laringite espasmódica, em que a criança acorda à noite com tosse, estridor e dispneia de início súbito, sem sintomas infecciosos prévios.

Nos casos de episódios de laringite recorrentes, fora da faixa etária e da época do ano características, com sintomas respiratórios e disfonia mesmo no período intercrises, com crises prolongadas ou intensas com resposta inadequada ao manejo e necessidade de intubação, é importante a avaliação otorrinolaringológica para descartar outras doenças que podem se manifestar como episódios de laringite atípica, especialmente a ESG.

## Paralisia de prega vocal

É a segunda anomalia congênita mais comum da laringe. A paralisia congênita, quase sempre, é bilateral e mais comumente idiopática, mas pode ser secundária a doenças do sistema nervoso central (SNC) como malformação de Arnold Chiari.

A paralisia unilateral, geralmente, é iatrogênica, sendo as cirurgias cardíacas e esofágicas as causas mais comuns de dano ao nervo recorrente.

Na paralisia unilateral o estridor é leve, com choro fraco e dificuldade alimentar pela aspiração. Na bilateral, o estridor é mais importante com choro muito próximo do normal, apneias e cianose. O diagnóstico é realizado mediante laringoscopia flexível com a criança acordada, mas é extremamente difícil em alguns casos.

A paralisia bilateral deve ser diferenciada da estenose glótica posterior por meio da laringoscopia direta com palpação da articulação cricoaritenóidea, especialmente se houver história de intubação.

Em geral, a paralisia unilateral não requer tratamento – a voz fica muito próxima do normal e a aspiração broncopulmonar melhora, mesmo que a paralisia não se reverta. Nos casos bilaterais com manifestações graves, o tratamento clássico indicado é a traqueostomia enquanto se aguarda a reversão espontânea que ocorre na maioria

# 8 ■ Série Brasileira de Medicina de Emergência

dos casos idiopáticos. Se não houver reversão, após os 2 anos de idade, podem ser realizados procedimentos endoscópicos ou abertos para aumentar a luz glótica. Mais recentemente, tem sido utilizado um *split* cricóideo anterior e posterior para evitar a traqueostomia nesses bebês, com relato de sucesso em 74% dos casos.[8]

## Corpo estranho

A aspiração de corpo estranho deve ser suspeitada em criança previamente hígida com episódio súbito de engasgo ou na ausência de resposta ao tratamento-padrão para laringite, pneumonia ou asma. A maioria dos casos ocorre em crianças menores de 3 anos,[9] nas quais a habilidade para explorar os objetos à volta está desenvolvida especialmente com o uso da boca, mas a habilidade de mastigar e impulsionar os alimentos ainda está em maturação. A principal localização dos corpos estranhos aspirados nas crianças é nos brônquios. Laringe e traqueia são localizações menos comuns e estão associadas com maior morbimortalidade, mas podem ocorrer especialmente se o objeto tiver bordos irregulares. A sintomatologia dependerá da idade da criança, tipo de objeto, localização e grau de obstrução. Pode ser uma verdadeira emergência com obstrução da via aérea, mas a apresentação mais comum é tosse, seguida por taquipneia e estridor. Nos casos de obstrução completa, a manobra de Heimlich nos maiores e tapas nas costas nos menores devem ser tentados. Se não se obtiver sucesso, a intubação pode fazer alguma ventilação até que a broncoscopia com remoção seja realizada. Se a obstrução for parcial, não se deve tentar essas manobras pelo risco de transformar a obstrução parcial em completa. Se a criança estiver estável e houver suspeita, o foco deve ser na história e exame físico, seguido por raio X idealmente na inspiração e expiração (identificação do corpo estranho se radiopaco ou sinais indiretos como hiperinsuflação, atelectasia, pneumonia) e laringoscopia/broncoscopia rígida e flexível o mais precoce possível se a suspeita for forte.

## Papilomatose respiratória recorrente

Os papilomas (**Figura 1.2**) são tumores benignos verrucosos da via aérea causados pelo papilomavírus humano (HPV, subtipos 6 e 11 na maioria dos casos). É a neoplasia benigna mais comum da laringe em crianças e a segunda causa de disfonia nessa faixa etária. As manifestações incluem disfonia ou choro rouco, tosse, dispneia, estridor, geralmente de aparecimento lento e progressivo, mas há casos de evolução rápida e obstrução de via aérea, especialmente em crianças menores. Por serem lesões macias, a intubação traqueal, geralmente, pode ser realizada sem dificuldade. O tratamento consiste na remoção das lesões com o objetivo principal de desobstruir a luz glótica. O comportamento da doença é variável podendo ter remissão

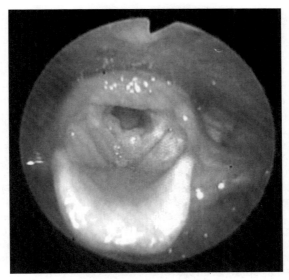

**Figura 1.2** *Lesões papilomatosas envolvendo ambas pregas vocais.*
Fonte: Arquivo de imagens dos autores.

espontânea ou necessitar de múltiplas cirurgias ao longo da vida. A traqueostomia pode ser necessária, mas deve ser evitada pelo risco de progressão da doença para o ostoma e a árvore brônquica. Apesar das pesquisas e das múltiplas tentativas de terapia, ainda não existe uma que leve à cura definitiva do HPV.

A introdução da vacina contra esse vírus, porém, já tem mudado a prevalência da doença nos Estados Unidos e o mesmo provavelmente acontecerá no Brasil. Estudos mostram redução de 64% da prevalência dos subtipos cobertos pela vacina em amostras cervicais antes e após a introdução da vacinação no calendário norte-americano.[10] No Brasil, o calendário oficial de vacinação inclui duas doses da vacina quadrivalente para meninas entre 9 e 14 anos e, para meninos, entre 12 e 13 anos.

## Lesões agudas de laringe após extubação

Durante as primeiras 24 a 96 horas de intubação endotraqueal, edema de mucosa, inflamação e erosões se desenvolvem predominantemente na glote posterior e subglote. A maioria dessas lesões se resolverá em alguns dias após a retirada do tubo, mas algumas progredirão para ulceração, tecido de granulação e, eventualmente, fibrose.[11,12]

O estridor pós-extubação é amplamente utilizado como um marcador clínico de lesão laríngea por intubação. Estudo recente mostrou que o estridor que persiste mais do que 72 horas após a

# 10 ■ Série Brasileira de Medicina de Emergência

extubação apresenta sensibilidade de 66,7%, especificidade de 89%, valor preditivo positivo de 40% e valor preditivo negativo de 96% para diagnóstico de lesão aguda de laringe pós-extubação.[13]

A fibronasolaringoscopia sem anestesia, à beira do leito da UTI pediátrica (UTIP), já se provou segura e útil na avaliação de crianças logo após a extubação.[14-16] Esse exame mostrou grande acurácia na avaliação inicial de lesões de laringe, identificando crianças que deveriam ser seguidas e, eventualmente, submetidas à laringoscopia direta (LD) sob anestesia geral. Manica e colaboradores relatam uma sensibilidade de 93,7%, uma especificidade de 65,9%, um valor preditivo positivo de 25,9% e um valor preditivo negativo de 98,8% para a identificação de lesões que levam à ESG.[16]

A LD sob anestesia geral com ventilação espontânea permanece como exame padrão-ouro para avaliação da laringe. Apesar disso, por se tratar de um exame com necessidade de anestesia geral e, portanto, mais invasivo, a LD deve ser reservada para casos mais específicos, como complementação de um exame sem anestesia em que a visualização da subglote não foi possível e a suspeita de doença nessa região é alta.[17]

Algumas lesões agudas de laringe requerem apenas observação ou reintubação com um tubo de calibre menor por alguns dias, além de corticosteroide sistêmico e tratamento antirrefluxo.[18] Outras lesões, mais obstrutivas e mais sintomáticas ou cujo tratamento conservador falhou, requerem manejo específico, como dilatação com balão, aplicação de corticosteroide ou antibióticos tópicos. A laringoplastia com balão realizada por laringoscopia direta é tratamento efetivo para ESG em evolução (com tecido de granulação) após intubação.[19]

## Estenose de laringe

Pode ser congênita ou adquirida. Na sua forma congênita, ocorre por uma alteração na recanalização do lúmen da laringe, em um *continuum* de defeitos embriológicos que incluem atresia, estenose e membranas laríngeas. Na sua forma adquirida, evolui geralmente a partir das lesões agudas pós-extubação. São um desafio para os intensivistas, que muitas vezes se deparam com crianças muito disfuncionadas e nas quais não se consegue passar um tubo mesmo de pequeno calibre. Tentativas frustras de intubação, nesses casos, podem levar a edema da laringe e obstrução respiratória aguda. A traqueostomia, muitas vezes, se faz necessária nesse manejo agudo da via aérea. As estenoses ocorrem mais comumente na subglote, que é a região funcionalmente mais estreitada da via aérea infantil, e na glote posterior, onde o tubo endotraqueal fica apoiado nas crianças que se encontram em posição supina.

É importante que intensivistas suspeitem dessa patologia em crianças com sintomas obstrutivos de vias aéreas superiores e que tenham história de intubação prévia, principalmente no último mês. A conduta ideal, nesses casos, é a realização de uma LD antes de qualquer tentativa de intubação.

O tratamento da estenose depende do tipo e do grau da estenose e das comorbidades do paciente. Algumas das opções terapêuticas incluem dilatação com balão (**Figura 1.3**), cirurgia endoscópica com laser e vários tipos de cirurgias abertas, além da traqueostomia.

## Manejo

### Intubação endotraqueal em obstrução de vias aéreas superiores

Algumas patologias obstrutivas de vias aéreas superiores causam disfunção ventilatória sem necessidade de intubação. Essas crianças podem precisar de ventilação não invasiva ou apenas de observação em UTI pela instabilidade da via aérea.

Muitas vezes, porém, a disfunção ventilatória inicial é mais intensa ou torna-se mais grave durante o período de observação e monitorização na UTI e a criança pode ter indicação de intubação endotraqueal. Sempre que a disfunção é secundária à obstrução de via aérea superior, devemos estar atentos ao fato de a intubação ser potencialmente difícil e, muitas vezes, impossível, como no caso de algumas estenoses de laringe e traqueia.

Assim, qualquer criança com disfunção ventilatória secundária à obstrução de via aérea superior deveria ser submetida a uma exame endoscópico de vias aéreas antes de qualquer tentativa de intubação, a fim de se fazer diagnóstico da patologia que está causando essa obstrução e também de se intubar a criança com o auxílio de imagem.[20] Essa abordagem evita tentativas frustras de intubação em uma via aérea difícil e já obstruída, o que poderia levar ao aumento do edema e piora da obstrução. A falta de planejamento para a intubação de

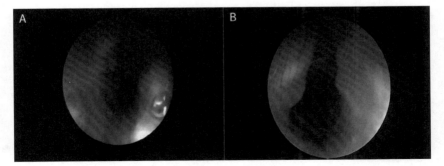

**Figura 1.3** *Laringoscopia mostrando estenose subglótica após intubação (A) e resultado após laringoplastia com balão (B). Fonte: Arquivo de imagens dos autores.*

# 12 ■ Série Brasileira de Medicina de Emergência

uma via aérea potencialmente difícil é a principal causa de desfechos clínicos adversos, como hipoxemia e hipercapnia graves, sequelas neurológicas e morte.[21]

Para se proceder à intubação de uma via aérea com obstrução, pode-se usar basicamente dois tipos de instrumentos: laringoscópio com fibra óptica rígida (LD para intubação orotraqueal) ou laringoscópio flexível (fibronasolaringoscopia para intubação nasotraqueal).

Sempre que possível, prefere-se a intubação com laringoscópio convencional e a visualização da via aérea com o auxílio de uma fibra óptica rígida. Essa técnica permite uma pronta visualização da faringe e laringe da criança na maioria dos casos, evitando pontos anatômicos que podem causar problemas em uma intubação nasal com aparelho flexível, como septo, cornetos e adenoides. Pode-se usar laringoscópios de lâmina reta (Miller) ou de lâmina curva (Macintosh), de acordo com a experiência do médico que está realizando a intubação.[22] Alguns laringoscópios com curvaturas específicas facilitam a intubação em crianças com exposição laríngea difícil.

Essa técnica proporciona também uma imagem mais nítida da via aérea, e diagnósticos de lesões de pregas vocais, subglote e traqueia são realizados mais facilmente por meio da fibra óptica rígida.

As maiores dificuldades em se realizar uma intubação oral com laringoscópio e fibra óptica rígida ocorrem em crianças com restrição de abertura bucal ou de movimentação cervical, massas orais, sequência de Robin com micrognatia grave ou lesões na base da língua. Nesses casos, está indicado o uso do aparelho flexível.

A intubação com o laringoscópio flexível geralmente é realizada por via nasal. Hipertrofia grave de conchas nasais, tumores intranasais, desvio de septo, hipoplasia de maxila e adenoides podem causar dificuldade de intubação com esse instrumento. Grandes quantidades de secreção ou sangue na via aérea também dificultam o uso desse instrumento.[22]

Um fator importante a se considerar na intubação de uma criança com obstrução de vias aéreas altas, independentemente da técnica de intubação, é o tamanho do tudo endotraqueal. A visualização da via aérea com endoscópio rígido ou flexível ajuda na escolha do tamanho do tubo. Estenoses glóticas posteriores, membranas glóticas ou ESG e traqueais geralmente requerem tubos de calibre menor do que seria o recomendado para a idade da criança. Tentativas de se passar um tubo muito calibroso resultam em edema, sangramento e maior dificuldade de intubação.

## Traqueostomia

Em casos de impossibilidade de visualizar a laringe da criança mesmo com o fibronasolaringoscópio, ou em casos de obstrução quase completa da via aérea, como nas ESG ou traqueais grau 3

Estratégias para Garantir a Via Aérea na Obstrução Respiratória Alta ■ 13

de Myer-Cotton, a traqueostomia é a alternativa. Também se opta por traqueostomia nos casos de queimaduras de face extensas ou traumatismos oral, mandibular ou cervical.[22]

A cricotireoidostomia está contraindicada em crianças menores de 10 anos, em razão da pequena dimensão da membrana cricotireóidea (menor do que 3 mm) e da dificuldade de se palpar estruturas anatômicas cervicais em crianças muito pequenas.[23]

Além das situações de urgência e emergência, a traqueostomia também está indicada em pacientes com doença obstrutiva de via aérea que não respondeu ao tratamento clínico ou cirúrgico específico (como no caso de laringomalácia, faringomalácia, glossoptose, atresia de coanas, tumores de vias aéreas, paralisia de pregas vocais, estenoses, papilomatose), pacientes que falharam extubação por mais de duas vezes sem causa específica (como no caso de pacientes neurológicos ou com múltiplas comorbidades sistêmicas), pacientes que necessitem de ventilação mecânica prolongada e pacientes com múltiplas obstruções de vias aéreas cujo manejo é complexo, exigindo manutenção de via aérea alternativa até se atingir a perviedade de toda a via aérea.[24]

A traqueostomia em crianças é sempre um procedimento desafiador para o cirurgião, principalmente em situações de urgência. A incidência de complicações agudas da traqueostomia varia de 5 a 49% e incluem sangramento, pneumotórax, pneumomediastino, enfisema subcutâneo, saída acidental da cânula, obstrução da cânula, laceração da traqueia, fístula traqueoesofágica e abscesso cervical.[25]

## ■ Conclusão

As patologias obstrutivas de vias aéreas superiores são causa de grande morbimortalidade. O pediatra deve conhecê-las para poder suspeitar do diagnóstico de acordo com os sinais e sintomas apresentados pela criança. O maior desafio, na maioria dos casos, consiste em conseguir uma via aérea segura até que o diagnóstico definitivo e o tratamento possam ser realizados pelo otorrinolaringologista pediátrico.

## ■ Referências Bibliográficas

1. Rutter MJ. Evaluation and management of upper airway disorders in children. Seminars in pediatric surgery. 2006;15(2):116-23.

2. Holinger LD. Etiology of stridor in the neonate, infant and child. The annals of otology, rhinology, and laryngology. 1980;89(5 Pt 1):397-400.

3. Manica D, Smith, MM, Schweiger, C, Brunelli e Silva, D, Kuhl, G. Obstrução nasal no recém-nascido: diagnóstico diferencial. Arq Int Otorrinolaringol. 2009;13(3):340-5.

4. Rutter MJ. Congenital laryngeal anomalies. Brazilian journal of otorhinolaryngology. 2014;80(6):533-9.

# 14 ■ Série Brasileira de Medicina de Emergência

5. Froehlich P, Seid AB, Denoyelle F, Pransky SM, Kearns DB, Garabedian EN, et al. Discoordinate pharyngolaryngomalacia. International journal of pediatric otorhinolaryngology. 1997;39(1):9-18.

6. Bush A. Bronchoscopy in paediatric intensive care. Paediatr Respir Rev. 2003;4(1):67-73.

7. Schweiger C, Manica, D, Kuhl G. Glossoptosis. Seminars in pediatrics surgery. 2016.

8. Rutter MJ, Hart CK, Alarcon A, Daniel S, Parikh SR, Balakrishnan K, et al. Endoscopic anterior-posterior cricoid split for pediatric bilateral vocal fold paralysis. The Laryngoscope. 2017.

9. Boufersaoui A, Smati L, Benhalla KN, Boukari R, Smail S, Anik K, et al. Foreign body aspiration in children: experience from 2624 patients. International journal of pediatric otorhinolaryngology. 2013;77(10):1683-8.

10. Khan L. Human Papillomavirus and the HPV Vaccine: where are we today? Pediatr Ann. 2017;46(1):e2-e5.

11. de Lima ED, de Oliveira MA, Barone CR, Dias KM, de Rossi SD, Schweiger C, et al. Incidence and endoscopic characteristics of acute laryngeal lesions in children undergoing endotracheal intubation. Brazilian journal of otorhinolaryngology. 2016.

12. Weymuller EA, Jr. Laryngeal injury from prolonged endotracheal intubation. The Laryngoscope. 1988;98(8 Pt 2 Suppl 45):1-15.

13. Enéas L. Acurácia do estridor para o diagnóstico de estenose subglótica por intubação em pacientes pediátricos [dissertação]. UFRGS. 2013.

14. Smith MM, Kuhl G, Carvalho PR, Marostica PJ. Flexible fiber-optic laryngoscopy in the first hours after extubation for the evaluation of laryngeal lesions due to intubation in the pediatric intensive care unit. International journal of pediatric otorhinolaryngology. 2007;71(9):1423-8.

15. Schweiger C, Marostica PJ, Smith MM, Manica D, Carvalho PR, Kuhl G. Incidence of post-intubation subglottic stenosis in children: prospective study. The Journal of Laryngology and Otology. 2013;127(4):399-403.

16. Manica D, Schweiger C, Marostica PJ, Kuhl G, Carvalho PR. Association between length of intubation and subglottic stenosis in children. The Laryngoscope. 2013;123(4):1049-54.

17. Benjamin B HL. Laryngeal Complications of Endotracheal Intubation. Annals of otology, rhinology and laryngology. 2008;117(9):2-20.

18. Nouraei SA, Sandhu GS. Outcome of a multimodality approach to the management of idiopathic subglottic stenosis. The Laryngoscope. 2013;123(10):2474-84.

19. Schweiger C, Smith MM, Kuhl G, Manica D, Marostica PJ. Balloon laryngoplasty in children with acute subglottic stenosis: experience of a tertiary-care hospital. Brazilian journal of otorhinolaryngology. 2011;77(6):711-5.

20. Bluestone CD SS, Alper CM, et al. Pediatric otolaryngology. 4 ed. Philadelfia, PA: Saunders; 2003. 1366-70 p.

21. JT R. Fundamentals of tracheal intubation. New York: Grune and Stratton; 1995.

22. Thompson J VF, Rutter MJ. Management of the difficult airway: a handbook for surgeons. London, UK: JP Medical; 2016.

23. Navsa N, Tossel G, Boon JM. Dimensions of the neonatal cricothyroid membrane – how feasible is a surgical cricothyroidotomy? Paediatric anaesthesia. 2005;15(5):402-6.

24. Gerson CR, Tucker GF, Jr. Infant tracheotomy. The annals of otology, rhinology, and laryngology. 1982;91(4 Pt 1):413-6.

25. Fraga JC, Souza JC, Kruel J. Pediatric tracheostomy. Jornal de Pediatria. 2009;85(2):97-103.

# Capítulo 2

# Uso de Oxigenoterapia de Alto Fluxo na Emergência Pediátrica

Cinara Andreolio
Francisco Bruno

## ■ Introdução

A administração de oxigênio de forma não invasiva pode ser realizada de três maneiras: oxigenioterapia convencional (gás frio e seco com fluxo em torno de 2 L/min, sem vedação); cateter nasal de alto fluxo (aquecido e umidificado, mais detalhes a seguir no texto); e pressão na via aérea positiva final (PEEP, vedada, aquecida e umidificada com pressão definida e fluxos de 6a 10 L/min). O uso de cânula nasal com um fluxo maior de oxigênio após breve citação no Lancet 1968 em adultos voluntários, foi descrito por Locke e colaboradores, em 1991, em 13 neonatos pré-termos. Os autores relataram o uso do cateter nasal de 3 mm de diâmetro com fluxo de oxigênio acima de 2 L/min.[1] Dez anos após, Sreenan e colaboradores usou o termo "cânula nasal de alto fluxo" (CNAF) para relatar o uso de oxigênio acima de 2,5 L/min, o qual poderia ser mais efetivo quando comparado ao uso de pressão positiva contínua na via aérea (CPAP) nasal para tratamento da apneia da prematuridade, ressaltando que a pressão liberada deveria ser controlada usando medidas de pressão esofágica. Os sistemas de cateter nasal comuns utilizados inicialmente aquecidos e umidificados limitaram o seu uso pelo risco de lesão de mucosa nasal e infecção nosocomial.[2] Em vista disso, foram desenvolvidas as cânulas de alto fluxo nasal aquecidas e umidificadas como possível alternativa à CPAP nasal para suporte respiratório em neonatos.

Na última década tem aumentado a utilização de cânulas de oxigênio de alto fluxo, inicialmente na neonatologia em substituição à CPAP nasal, como um método não invasivo seguro e efetivo no manejo da disfunção respiratória. Na unidade de tratamento intensivo pediátrica (UTIP), seu uso é mais recente, principalmente na bronquiolite viral aguda e também em pós-extubação e pós-operatório. Atualmente, o oxigênio por meio da CNAF tem sido utilizado em outras patologias

16 ■ Série Brasileira de Medicina de Emergência

com insuficiência respiratória e tem ganho espaço nos serviços de emergência adulto e pediátrico.[3-7] O interesse na área de emergência reside principalmente pela possibilidade de redução da intubação e da transferência para a UTIP.[7]

## ■ Mecanismo de Ação

A cânula nasal de alto fluxo é denominada assim por administrar uma mistura de ar e oxigênio aquecido e umidificado com um fluxo mais alto que o fluxo inspiratório do paciente. Em lactentes, o alto fluxo significa uma liberação da mistura maior que 2 L/min e, em crianças maiores, fluxos superiores a 6 L/min por meio de cateter nasal.

Um dos grandes limitantes ao uso de altos fluxos de oxigênio por cateter nasal referia-se à incapacidade de ofertar o gás adequadamente aquecido (~36 °C) e com uma taxa de umidade próxima de 100%, pelo risco de ressecamento, ulcerações e sangramento de mucosa. Com os novos sistemas de umidificação e aquecimento, tornou-se possível ofertar uma mistura gasosa por meio de cateter nasal com altos fluxos.

As vantagens dos CNAF em relação à oxigenioterapia convencional (fluxo baixo) seriam em termos de umidificação, oxigenação, troca gasosa e resposta relacionada ao padrão respiratório.

Há possíveis cinco mecanismos envolvidos na ação do alto fluxo:

1. Lavagem do espaço morto da nasofaringe com melhora na fração de gases alveolares.
2. Redução da resistência inspiratória associada ao fluxo de gás através da nasofaringe.
3. Melhora dos parâmetros da mecânica respiratória (condutância e complacência pulmonar) associada com a temperatura do gás e estado de umidificação.
4. Redução do trabalho metabólico associado com o condicionamento do gás.
5. Fornecer uma pressão de distensão positiva para recrutamento pulmonar.[8]

Sabe-se que sob condições normais, aproximadamente 30% do volume corrente inspirado se distribui no espaço morto anatômico. No início de uma inspiração, o espaço morto está repleto de gás remanescente da expiração prévia. O volume do espaço morto anatômico é essencial para aquecer e umidificar o gás, conduzi-lo ao tórax e dispersá-lo nas regiões pulmonares, sendo, então, impactante na eficiência da respiração. Em pessoas saudáveis, a concentração de oxigênio alveolar é mais baixa que a do ambiente e a concentração de $CO_2$ é mais alta. A ventilação alveolar é definida como o volume corrente (VC) menos o espaço morto (EM) multiplicado pela frequência respiratória (FR), ou VA = (VC – EM) × FR. Baseada nessa relação entre parâmetros ventilatórios, uma diminuição no volume do espaço morto resulta em um aumento da ventilação-minuto necessária para atingir uma adequada ventilação alveolar. Assim, a cânula de alto fluxo pode aumentar a eficiência respiratória pela "lavagem" do gás depletado de oxigênio na fase expiratória, redução da reinalação de $CO_2$, com efeito consequentemente na próxima inspiração quando o paciente inalará oxigênio puro.[3-6]

Como o espaço morto extratorácico é maior na criança comparado ao adulto e muito maior nos lactentes, o efeito do alto fluxo na oxigenação e *clearance* de $CO_2$ nesta faixa etária é bem superior.

O ar inspirado a 20 °C com uma taxa de umidade de 100% tem ao redor de 20 gramas de vapor d'água/L. Ao atingir a carina, este gás deve ter uma taxa de umidade próxima de 100% a uma temperatura de 36 °C, o oxigênio com esta alta taxa de umidade e na temperatura corporal nas fossas nasais tem como vantagens: maior tolerância; redução da resistência da mucosa nasal induzida pelo gás frio e seco; diminuição da sensação de disfunção respiratória e secura na boca; promoção do *clearence* mucociliar facilitando a remoção de secreções.

O CNAF atua também nas pressões das vias aéreas superiores e inferiores. O alto fluxo gasoso na via aérea superior gera uma pressão positiva faríngea em torno de 6 cm $H_2O$. Mesmo durante a expiração e dependente do fluxo, da relação do tamanho da pronga/orifício nasal e abertura da boca, essa pressão mantém-se, gerando, então, na fase expiratória, uma pressão expiratória positiva (PEEP) constante ao redor de 6 cm$H_2O$. Essa pressão gerada previne o colapso faríngeo, reduzindo a incidência de apneia obstrutiva.[9,10]

Também já é conhecido seu efeito benéfico na diminuição do gasto energético que leva à insuficiência respiratória em pacientes com doenças obstrutivas como bronquiolite auxiliando na prevenção de atelectasias, diminuição do trabalho inspiratório e preservação da função mucociliar.[6,7]

Além dessas vantagens, a aceitação do paciente é muito maior sem interferência na alimentação e na fala, mais importantes nas crianças maiores e nos adultos.[8]

## ■ Aparelhos

Os dois aparelhos mais comumente utilizados e disponíveis no Brasil têm o mesmo mecanismo e são: Optiflow – Fisher & Paykel Healthcare **Figura 2.1**) e o Precision Flow – Vapotherm (**Figura 2.2**).

Idealmente, o gás inspiratório deve ser aquecido à temperatura corporal de 37 °C e umidificado a quase 100%. Os dois sistemas diferem na forma de umidificar e aquecer a mistura de gás.

O Optiflow® (**Figura 2.1**) utiliza o sistema *cascade*, usado tradicionalmente nos sistemas de umidificação dos respiradores. O ar passa por um recipiente com água aquecida incorporando vapor d'água pelo contato com a superfície do líquido. No circuito

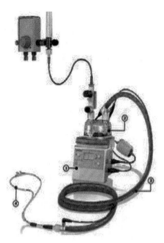

**Figura 2.1** *Sistema de oferta de oxigênio por cateter nasal de alto fluxo tipo Optiflow – Fisher & Paykel Healthcare. Observe-se que o umidificador está conectado a um misturador (oxigênio e ar comprimido).*

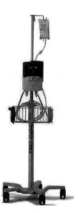

**Figura 2.2** *Sistema de oferta de oxigênio por cateter nasal de alto fluxo tipo Precision Flow – Vapotherm.*

que leva o ar do umidificador ao paciente, há uma resistência que mantém o ar aquecido até a ponta distal. A temperatura desse gás é controlada pelo termômetro instalado na ponta distal de forma a ofertar o gás a 36 °C.

No Vapotherm®, o aquecimento e a umidificação são realizados ao longo do circuito de triplo lúmen. Envolvendo a luz da tubulação, circula um fluxo de água aquecida com pequenos poros que permitem a incorporação de vapor d'água e calor durante todo o percurso do circuito aéreo (**Figuras 2.2** e **2.3**). Neste sistema, com a garantia de manutenção de temperatura ao longo do circuito, há um mínimo risco de condensação de água no circuito. Além do controle de temperatura do gás ofertado, o sistema operacional oferece um painel com controle do fluxo gasoso e concentração de oxigênio ofertado.[8]

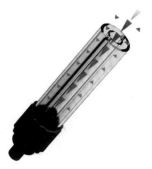

**Figura 2.3** *Detalhe da tubulação do sistema de oferta de oxigênio por cateter nasal de alto fluxo tipo Precision Flow – Vapotherm. Observe que o ar transita na porção central envolto por uma tubulação externa com fluxo contínuo de água aquecida.*

## ■ Indicações

A utilização da oxigenioterapia de alto fluxo situa-se, em um escalonamento, entre a oxigenioterapia convencional com cateter nasal ou máscara e a ventilação mecânica (VM) não invasiva com pressão positiva (CPAP).

A grande vantagem da cânula de alto fluxo em relação à VM não invasiva é a melhor tolerabilidade sem necessidade de medicações sedativas ou analgésicas (necessária em torno de 50% das crianças). Ela não é comparável à CPAP, funciona de maneira diferente, trata-se de uma etapa anterior à CPAP.[11]

De maneira geral, o alto fluxo é indicado para formas de leves a moderadas de disfunção respiratória e situações de desconforto ou intolerância com outras interfaces. Quanto à etiologia da disfunção respiratória, a indicação mais comum em pediatria é na bronquiolite viral aguda.[6,7]

Em insuficiência respiratória aguda hipoxêmica não hipercápnica, Frat e colaboradores não encontraram diferença significativa na taxa de intubação comparando alto fluxo, oxigenioterapia padrão e ventilação não invasiva.[12]

Na bronquiolite viral aguda leve a moderada, a principal indicação do uso CNAF na emergência, estudos têm demonstrado a eficácia do alto fluxo nessa patologia provavelmente pela diminuição do esforço respiratório pela aplicação de uma pressão orofaríngea

20 ■ Série Brasileira de Medicina de Emergência

equivalente à auto-PEEP, gerado na doença. Também parece haver uma abertura de pequenas vias aéreas reduzindo a resistência do sistema respiratório. McKiernan e Schibler demonstraram uma diminuição significativa na taxa de intubação de lactentes com bronquiolite viral aguda que utilizaram o oxigênio de alto fluxo na internação.[6,7] Wing encontrou uma diminuição na necessidade de intubação e VM em pacientes admitidos em emergência e UTIP com quadro de insuficiência respiratória aguda.[13] Milesi, em um dos únicos trabalhos que compararam CNAF com CPAP em bronquiolites moderadas a graves em UTIP, não observou diferenças significativas entre os dois métodos.[14] Kepreotes E., em um estudo recente, mostrou a redução de internação em UTIP em 101 crianças com bronquiolite moderada atendidas na emergência.[15]

Nas outras patologias que causam insuficiência respiratória em crianças, há menor experiência. Na asma, haveria vantagens pelo mesmo mecanismo da bronquiolite com diminuição do esforço respiratório e aplicação de gás umidificado e aquecido que limita a broncoconstrição induzida por um gás frio. Quanto à pneumonia, promove a diminuição do esforço respiratório e redução da resistência do sistema respiratório.[4,5,14]

Uma doença menos frequente, mas que compromete as crianças pequenas, a faringomalacia, a mistura de alto fluxo gera uma pressão positiva faríngea em torno de 6 cm $H_2O$ durante a expiração. Essa pressão previne o colapso faríngeo reduzindo a incidência de apneia obstrutiva nessas crianças.[8]

Uma situação frequente no serviço de emergência é o transporte das crianças com necessidade de oxigênio, seja para exames, seja para a transferência para a UTIP. O CNAF é portátil, facilitando o transporte dessas crianças no âmbito inter-hospitalar.[8,16]

## ■ Devemos Iniciar CNAF na Emergência Pediátrica?

O CNAF tem um grande espaço para ser usado nas unidades de emergência. Nos quadros de disfunção respiratória aguda, especialmente bronquiolite, sugerimos o início já na emergência, com a meta de redução da internação em UTIP.[6,7,15]

Para a utilização do aparelho de alto fluxo, é necessário treinamento específico, mesmo que exija pouca habilidade para sua aplicação. Para a monitorização do sistema, são necessárias monitorização básica do paciente além dos sinais vitais, monitorização cardíaca e saturação de hemoglobina.

Toda criança que necessite de mais que 2 L/min de oxigênio para sustentar $satO_2 \geq 90\%$ deveria utilizar o CNAF. Trata-se de uma tecnologia ainda cara para as emergências de nosso país, porém, se considerarmos a necessidade de transferência para a UTIP, os custos compensariam (preço do cateter de alto fluxo × diária de UTIP e

VM). Nos últimos anos, têm sido publicados vários estudos do uso de CNAF com resultados ainda não unânimes, principalmente por se tratar de pequenas séries de pacientes, comparando o CNAF com oxigênio por cateter nasal. Entretanto, observa-se cada vez mais a redução da taxa de intubação e da internação em UTIP. É descrita a falha em torno de um terço dos pacientes que utilizam esta terapêutica com a necessidade de troca de terapia para ventilação não invasiva ou até invasiva.[17-20]

## ■ Cânula

Para iniciar a utilização da CNAF, primeiramente devemos escolher o tamanho adequado da cânula. O calibre da cânula a ser escolhido depende do tamanho da narina, idealmente 50% do diâmetro dela. As pontas da cânula devem ter largura suficiente para não traumatizar o septo nasal.

Os dois aparelhos disponíveis no mercado nacional dispõem de tabelas com tamanhos variados de cânulas de acordo com o tamanho do paciente e também uma cânula de ponta única que pode ser usada em neonatos e lactentes e permite o uso de SNG sem diminuição da eficácia.[4,10]

## Como usar

Antes de iniciar o uso da CNAF, devemos realizar a higiene adequada das narinas com aspiração de secreções quando necessário.

O sistema é estéril e utiliza uma fonte de água colocada acima do umidificador, ajusta-se o fluxo de gás e a $FiO_2$ e, a seguir, coloca-se a cânula nasal.

A seleção do fluxo varia de acordo com a idade e peso do paciente, sendo disponíveis tabelas para consulta conforme a marca do aparelho, com sugestões de fluxos.

Adotamos a sugestão de vários autores para o uso de CNAF em lactentes, partindo de fluxo de 2 L/kg/min. Limitamos o fluxo a 40 L/min, pois acima desse valor poderia haver desconforto. Em todas faixas etárias, aumentamos em 1 L/min de acordo com a necessidade e o esforço respiratório.

A $FiO_2$ deve ser titulada para atingir saturação de oxigênio acima de 92%, iniciando-se, geralmente, com 40 a 50%.[8,21]

A temperatura deve ser definida em torno de 37 °C para atingir uma adequada umidificação e conforto do paciente.[21]

A resposta é observada em 60 a 90 minutos, porém se em até 2 h do início do CNAF não houver redução da frequência cardíaca e se a frequência respiratória estiver em 20%, será considerada falha do tratamento. Avaliamos também o esforço respiratório e a saturação de oxigênio.[6,7]

## Contraindicações

Epistaxe, fratura de base de crânio, cirurgia de nariz, trato digestivo alto e obstrução nasal por fratura ou tumor são considerados contraindicações ao uso de CNAF.[8]

## Quem falha?

Crianças que apresentam $paCO_2$ alta e frequência respiratória baixa são as que estão mais propensas a falhar.[22]

## Efeitos adversos

Não são comuns e incluem:
- Maior ruído gerado pelo fluxo comparado com CPAP nasal.
- Distensão gástrica.
- Lesão da mucosa nasal.
- Síndrome de extravasamento de ar: pneumotórax e pneumomediastino podem ocorrer associados ao tamanho inapropriado da pronga, ocluindo o lúmen nasal, e da variação inter e intrapaciente, mas são complicações raras.
- Irritação ocular por deslocamento da cânula.
- Retardo na indicação da VM invasiva.[3]

# ■ Desmame do Alto Fluxo

Ainda não existem critérios rígidos para efetuar o desmame do paciente em alto fluxo, mas devemos considerá-lo quando não houver mais desconforto respiratório expresso pela diminuição da FR e FC e paciente em uso de $FiO_2 < 0{,}5$.

Iniciamos pela diminuição gradual do fluxo em 1 a 2 L/min a cada hora e diminuição da $FiO_2$ em 5 a 10% a cada 30 a 60 min, sempre reavaliando a resposta do paciente.[8,21]

# ■ Referências Bibliográficas

1. Locke RG, Wolfson MR, Shaffer TH, Rubenstein SD, Greenspan JS. Inadvertent administration of positive end-distending pressure during nasal cannula flow. Pediatrics 1993; 91(1):135-38.

2. Sreenan C, Lemke RP, Hudson-Mason A, Osovich H. High-flow nasal cannulae in the management of apnea of prematurity: a comparison with convencional nasal continuous positive airway pressure. Pediatrics 2001;107(5):1081-83.

3. Lee JA, Rehder KJ, Williford L, Cheifetz IM, Turner DA. Use of high flow nasal cannula in critically ill infants, children, and adults: a critical review of the literature. Intensive Care Med 2013;39:247-257.

4. Milesi C, Boubal M, Jacquot A, Baleine J, Durand S et al. High flow cannula:recommendations for daily practice in pediatrics. Annals of Intensive Care 2014; 4:29

5. Frat JP, Thille AW, Mercat A, Girault C, Ragot S et al. High-Flow Oxygen through nasal cannula in acute hypoxemic respiratory failure. The New England Journal of Medicine 2015;372:2185-96.
6. McKiernan C, Chua LC, Visintainer PF, Allen H. High flow nasal cannulae therapy in infants with bronchiolitis. J Pediatics 2010; 156:634-8.
7. Schibler A, Phan TMT, Dunster KR, Foster K, Barlow A et al. Reduced intubation rates for infants after introduction of high-flow nasal prong oxygen delivered. Intensive Care Medicine 2011; 37: 847-52.
8. Haq I, Gopalake S, Fenton AC, McKean MC, O'Brien CJ, Brodlie M. The evidence for high flow nasal cannula devices in infant. Paediatric Respiratory Reviews2014;15:124-134
9. Milesi C, Baleine J, Matecki S, Durand S, Combes C et al. Is treatment with a high flow nasal cannula effective in acute viral bronchiolitis? A physiologic study. Intensive Care Medicine 2013; 39:1088-1094.
10. Hough JL, Pham TMT, Schibler A. Physiologic effect of high-flow nasal cannula in infants with bronchiolitis. Pediatr Crit Care Med 2014; 15:e214-e219.
11. Rubin S, Ghuman A, Deakers T, Khemani R, Ross P, Newth CJ. Effort of breathing in children receiving high flow nasal cannula. Pediatr crit care med 2014;15: 1-6.
12. Frat JP, Thille AW, Mercat A, Girault C, Ragot S et al. High-flow oxygen through nasal cannula in acute hypoxemic respiratory failure. The New England Journal of Medicine 2015;1-12.
13. Wing R, James C, Maranda LS, Armsby C. Use of high-flow nasal cannula support in the emergency department reduces the need for intubation in pediatric acute respiratory insufficiency. Pediatric Emergency Care 2012;28:1117-1123.
14. Milesi C, Essouri S, Pouyau R, Liet JM, Afanetti M, Portefaix A, et al.High flow nasal cannula (HFNC) versus nasal continuous positive airway pressure (nCPAP) for the initial respiratory management of acute viral bronchiolitis in Young infants: a multicenter randomized controlled trial (TRAMONTANE study). Intensive care med 2017;43:209-216.
15. Kepreotes E, Whitehead B, Attia J, Oldmeadow C, Collison A, Searles A, et al. High flow warm humidified oxygen versus standard low flow nasal cannula oxygen for moderade bronchioltis (HFWHO RTC): an open, phase 4, randomised controlled trial. Lancet 2017. http://dx.doi.org/10.1016/S0140-6736(17)300061-2
16. Schlapbach LJ, Schaefer J, Brady AM, Mayfield S, Schibler A. High-flow nasal cannula (HFNC) support in interhospital transport of critically ill children. Intensive Care Med 2014; 40:592–599.
17. Guimaraes M, Pomedio M, Viprey M, Kanagaratnam L, Bessaci K. Use of high flow nasal cannula in infants with bronchiolitis in a pediatric emergency department. Arch Pediatr 2017;1:3-9
18. Long E, Babl FE, Duke T. Is there a role for humidified heated high flow nasal cannula therapy in paediatric emergency departments? Emerg Med J 2016;33:386-9.
19. Milani GP, Plebani AM, Arturi E, Brusa D, Esposito S, Dellera L, et al. Using a high flow nasal cannula provided superior results to low flow oxygen delivery in moderate to severe bronchiolitis. Acta Paediatrica 2016;105:368-372.
20. Kawaguchi A, Yasui Y, deCaen A, Garros D. the clinical impacto f heated humidified high flow nasal cannula on pediatric respiratory distress. Pediatr crit care med 2017;18:112-119
21. Schibler A, Franklin D. Respiratory support for children in the emergency department. Journal of Paediatrcs and child health 2016;52:192-196.
22. Abboud PA, Roth PJ, Skiles CL, Stolfi A, Rowin ME. Predictors of failure in infants with viral bronchiolitis treated with high flow, high humidity nasal cannula therapy. Pediatr crit care med 2012;13:e343-349.

# Capítulo 3

# Terapêutica da Bronquiolite Viral Aguda Baseada em Evidências

Sérgio Luis Amantéa
Cláudio Ricachinevski

## ■ Introdução

Bronquiolite viral aguda (BVA) é definida como uma doença sazonal das vias aéreas inferiores causada por diferentes vírus e caracterizada por um quadro gripal prévio e posterior desenvolvimento de sintomas de tosse e dificuldade respiratória.

Poucas doenças são capazes de acometer crianças saudáveis de uma maneira tão intensa quanto a BVA. O principal vírus envolvido na doença é o vírus sincicial respiratório (VSR). Estima-se que existam 34 milhões de novos casos do VRS a cada ano, conforme dados mundiais. Em 2005, a infecção pelo VSR, isoladamente, foi a causa de óbito de 66.000 a 199.000 crianças abaixo de 5 anos, ocorrendo, principalmente, em países pouco desenvolvidos. Nos Estados Unidos, menos de 100 óbitos por ano ocorrem por bronquiolite secundária ao VSR, mas é a principal causa de internação em crianças abaixo de 12 meses.[1,2]

É uma doença sazonal, de distribuição quase universal, que tipicamente ocorre nos meses de outono e inverno. Independentemente da localização geográfica, o pico de incidência do VSR acontece em epidemias anuais, geralmente nos períodos de clima mais frio ou mais úmido (como o das regiões Sul e Norte do Brasil, respectivamente).[1,3]

## ■ Patogênese

A infecção é adquirida pela inoculação do vírus na mucosa nasal ou conjuntival ou pela inalação de grandes partículas (maior de 5 micra) de pacientes infectados. Depois de um período de incubação de 4 a 6 dias, ocorre uma replicação viral no epitélio nasal resultando em congestão nasal, rinorreia, irritabilidade e baixa ingesta. Após 2 a 3 dias, as células do epitélio nasal infectadas são aspiradas até o trato respiratório inferior. Uma vez no trato respiratório inferior, o vírus infecta as células do epitélio ciliado da mucosa dos bronquíolos e dos pneumócitos nos alvéolos. Nesses locais, há infiltração das células inflamatórias, edema, aumento do muco e diminuição do movimento ciliar. Ocorrem obstrução brônquica, aprisionamento aéreo e expansão alveolar. Esse ar é absorvido, resultando no aparecimento de atelectasias secundário à obstrução. Na expiração, dá-se a passagem de ar através do brônquio obstruído, causando sibilância. A regeneração do epitélio bronquiolar se inicia com 3 a 4 dias após a resolução dos sintomas.[1,2]

## ■ Agentes Etiológicos

O VSR é responsável por cerca de 50 a 80% dos casos, dependendo das séries estudadas. A grande maioria das crianças até 2 anos de idade é infectada por esse vírus, porém nem todas desenvolvem a doença. A primeira infecção não determina imunidade permanente, podendo surgir uma reinfecção.[1,5]

O aparecimento de novas técnicas de biologia molecular possibilitou a identificação de outros vírus que podem causar BVA, conforme podemos observar no **Quadro 3.1**. Os demais agentes identificados na gênese da BVA são rinovírus, parainfluenza vírus, metapneumovírus, coronavírus, adenovírus, influenza vírus e enterovírus. O bocavírus humano tem sido frequentemente identificado em associação com outros vírus. Seu papel como agente causal de bronquiolite é controverso.[1]

A coinfecção em pacientes internados por bronquiolite varia entre 10 e 30%. Porém, não existe consenso se o fato de dois ou mais vírus serem identificados no mesmo paciente pioraria o prognóstico da doença.[5]

Normalmente, a repercussão clínica dos vários tipos de vírus é muito semelhante, mas existem relatos de que a infecção pelo rinovírus seria menos severa ao paciente, resultando em menor tempo de internação. Coinfecção entre vírus e bactérias, como *Haemophilus influenzae* e *Streptococcus pneumoniae*, é incomum, pois a cobertura vacinal contra esses patógenos é ampla na faixa etária de risco.[7]

## ■ Manifestações Clínicas

A apresentação clínica típica da bronquiolite é caracterizada por uma fase prodrômica de obstrução nasal, coriza e febre que pode ser baixa ou se elevar até 39 °C, podendo acometer de 30 a 50% dos pacientes. Após 2 a 3 dias, a doença progride para o trato respiratório inferior. Lactentes apresentarão tosse, taquipneia e aumento do esforço respiratório, incluindo batimento de asa do nariz, tiragens e gemência. Na ausculta pulmonar, ouvem-se crepitantes inspiratórios, sibilos expiratórios. A Academia Americana de Pediatria (AAP) define a bronquiolite como o primeiro episódio de sibilância em crianças

Terapêutica da Bronquiolite Viral Aguda Baseada em Evidências ■ 27

**Quadro 3.1** Distribuição de vírus respiratórios na BVA (dados de diferentes países)

| Características dos estudos / Vírus | Pilger D et.al. Brasil – 2011 PCR – RT* N = 409 (%) | Janahi I et. al. Qatar – 2017 PCR - RT N = 369 (%) | Gokçe S et. al. Turquia - 017 PCR - RT N = 316 (%) | Antunes H et al. Portugal – 2010 PCR – RT e IFI** N = 253 (%) |
|---|---|---|---|---|
| Vírus Sincicial Respiratório | 222 (49%) | 189 (51%) | 127 (40%) | 169 (66,7%) |
| Influenza | | | 28 (8,8%) | |
| Influenza A | 94 (21%) | 3 (0,8%) | - | 5 (2%) |
| Influenza B | 30 (7%) | 1 (0,3%) | - | 2 (0,8%) |
| Parainfluenza | | | 18 (5,6%) | |
| Parainfluenza 1 | 6 (1,6%) | 4 (1,1%) | - | 6 (2,4%) |
| Parainfluenza 2 | 2 (0,4%) | 4 (1,1%) | - | 4 (1,6%) |
| Parainfluenza 3 | 26 (6%) | 19 (5,1%) | - | 11 (4,3%) |
| Adenovírus | 9 (2%) | 23 (6,2%) | 23 (7,2%) | 25 (10%) |
| Rinovírus | 112 (25%) | 94 (25,5%) | 78 (24,6%) | 8 (3,2%) |
| Metapneumovírus | 66 (14%) | 23 (6,2%) | 27 (8,5%) | 11 (4,3%) |
| Bocavírurs | 60 (13%) | 15 (4,1%) | 20 (6,3%) | 2 (0,8%) |
| Outros | - | 60 (31%) | 10 (3,1%) | - |

*PCR – RT, do inglês *polimerase chain reaction – real time* (reação em cadeia da polymerase – tempo real). **IFI: Imunofluorescência indireta.

menores de 12 meses, não levando em consideração a presença de crepitantes. A Sociedade Respiratória Europeia (SER) estabelece que a definição da doença deveria estar centrada em bases clínicas considerando uma série de sinais e sintomas relacionados ao trato respiratório, incluindo também a presença de crepitantes.

Em um contexto prático, as características clínicas da BVA decorrem de uma série de achados e resultam em uma grande variação nos achados da ausculta pulmonar, pois o muco e os debris podem ser removidos pela tosse ou agitação do movimento e até mesmo pelo sono. A média de duração dos sintomas em pacientes portadores de BVA é de 2 semanas, apesar de esses sintomas poderem durar até 3 semanas em 10 a 20% dos casos.[2]

## ■ Diagnóstico

É essencialmente clínico. A maioria das crianças com sintomas de BVA tem um quadro leve, sem necessidade de admissão hospitalar. O curso variável da doença e a inabilidade médica de prever qual o paciente necessitará de tratamento de suporte, frequentemente,

# 28 ■ Série Brasileira de Medicina de Emergência

resultam em admissão hospitalar, mesmo quando os sintomas são mais leves. Apenas 1 a 3% dos casos de bronquiolite necessitam de internação hospitalar.

## Radiografia de tórax

A maioria dos pacientes com bronquiolite apresenta imagem radiológica normal ou com alterações típicas da doença, as quais incluem espessamento brônquico, infiltrado peribroncovasculares, retificação do diafragma, hiperinsuflação e atelectasias subsegmentares.[2,4] Não há indicação rotineira de se solicitar radiografias de tórax em crianças com quadro típico de BVA, devendo ser reservado para os casos que não tenham uma apresentação usual da doença. Essas situações incluem quadros graves que podem evoluir para falência respiratória ou na suspeita da presença de complicações. Estudos mostram que a solicitação de radiografia de tórax em pacientes com BVA aumenta a prescrição de antibióticos, pois infiltrados pulmonares típicos da doença podem influenciar os médicos.[2,4] Suspeita-se de pneumonia associada quando determinados fatores estão presentes: hipoxemia (Sat < 92%); febre (> 39 °C); crepitantes que persistem na mesma posição do tórax.[3]

Sendo assim, a radiografia de tórax não deve ser rotineiramente solicitada nos pacientes com suspeita clínica de BVA.[4]

## Amostra de vírus

Os métodos mais utilizados na prática para elucidação etiológica são a imunofluorescência indireta e a reação em cadeia da polimerase (PCR). A imunofluorescência tem uma sensibilidade aproximada de 80% e especificidade de 90% e pode identificar o VSR, para-influenza vírus tipo 3, adenovírus e o influenza vírus. Com o desenvolvimento da PCR para detecção dos vírus respiratórios, houve crescimento do interesse em saber o agente causal da doença. Além dos vírus citados, o teste de PCR pode detectar outros agentes como rinovírus e o metapneumovírus.[1,5]

Algumas diretrizes não recomendam de rotina a detecção do vírus. Normalmente, esses vírus têm forma semelhante de transmissão (pelo contato com partículas grandes ou por meio de fômites).

Na tentativa de evitar a transmissão da bronquiolite viral, quando hospitalizados, os pacientes poderiam ficar em um mesmo ambiente, devidamente separados por uma distância de 1,5 m entre os leitos, e seguindo as recomendações referentes as medidas de contato. Outras estratégias de proteção sugerem a coleta de vírus em pacientes com suspeita clínica de infecção, com o objetivo de isolar pacientes com VSR no mesmo ambiente, além de diminuir o uso desnecessário de antibiótico.[1,3]

Terapêutica da Bronquiolite Viral Aguda Baseada em Evidências ■ 29

Cada hospital deve ter a sua estratégia própria de bloqueio e proteção, orientada pela Comissão de Controle de Infecção Hospitalar (CCIH), considerando características físicas da unidade, volume assistencial, perfil nosológico hospitalar, entre outros critérios.

## ■ Tratamento

Apesar de contemplar uma série de estratégias e possibilidades, carece de um tratamento capaz de mudar o curso clínico da doença. A maioria das condutas adotadas está voltada para controle e alívio de sintomatologia.

## ■ Medidas Gerais

### Aporte hídrico

Uma vez que o paciente apresente quadro de sofrimento respiratório significativo, com risco de falência respiratória, a suspensão da via oral é mandatória. Frequências respiratórias > 60 a 70 mrpm, principalmente na vigência de obstrução nasal, aumentam o risco de aspiração para o trato respiratório e, nessa situação, a opção pela via parenteral é indicada. Inicialmente, o volume a ser administrado deve estar ajustado às taxas de manutenção determinadas por peso, idade ou superfície corpórea. Ajustes mais finos podem ser necessários, tanto para mais como para menos, em função de potenciais complicações (desidratação, aumento da secreção de ADH e edema pulmonar).[8,9]

Outra opção para alimentar esses lactentes é a utilização de sonda nasogástrica e/ou enteral para administração de dieta no ambiente hospitalar, toda vez que o lactente for incapaz de atender as suas demandas basais.

### Suplementação de oxigênio

A administração de oxigênio deve sempre ser considerada no tratamento dos pacientes hospitalizados com bronquiolite. Este deve ser aquecido e umidificado, devendo ser preferencialmente administrado por cânula nasal. Máscaras (com reservatório) e sistemas de Venturi podem ser considerados na eventual necessidade de maiores concentrações de oxigênio. Campânulas ou oxitendas têm sido cada vez menos utilizadas.

Embora sem um nível de evidência estabelecido, as cânulas nasais de alto fluxo para fornecimento de misturas de ar-oxigênio têm tido uso crescente nos pacientes com insuficiência respiratória progressiva, sobretudo pela possibilidade de diminuir o esforço respiratório. Os resultados parecem ser favoráveis e têm apontado para uma possibilidade de diminuição da necessidade de intubação e suporte ventilatório.[10]

30 ■ Série Brasileira de Medicina de Emergência

Uma vez indicada a suplementação de oxigênio, faz-se necessária monitorização (contínua ou intermitente) da saturação de oxigênio por oximetria de pulso, visando mantê-la em níveis superiores a 90%.[3] A saturação de oxigênio nunca deve ser analisada de maneira isolada, devendo ser interpretada em associação às manifestações clínicas presentes.

Existem questionamentos sobre sua real utilidade, visto que alguns estudos têm constatado a rotina de monitorização contínua da oxigenação por oximetria e um aumento nas taxas de permanência hospitalar.[3,11,12]

## ■ Fisioterapia Respiratória

Algumas tentativas falharam em demonstrar benefícios atrelados a programas de fisioterapia respiratória no tratamento da fase aguda de portadores de BVA.[13] Mais recentemente, revisão sistemática elaborada pela Cochrane selecionou nove ensaios clínicos em que diferentes técnicas de fisioterapia foram utilizadas em lactentes internados por BVA. Nenhum benefício clínico foi encontrado utilizando-se técnicas de vibração ou percussão (cinco ensaios) ou técnicas de expiração passiva (quatro ensaios). Nesta última situação, um estudo evidenciou redução nos tempos de oxigenioterapia, mas não foi capaz de detectar nenhum outro benefício associado.[3,14-16]

A própria aspiração das vias aéreas, procedimento frequentemente indicado no ambiente hospitalar para pacientes com BVA, apresenta resultados controversos quanto a benefícios potenciais, visto que alguns têm associado maior tempo de permanência hospitalar à prescrição regular do procedimento.[17]

Na ótica da evidência, as técnicas de fisioterapia respiratória têm moderada recomendação para que não sejam utilizadas, prática fundamentada pela análise crítica de uma série de estudos de literatura, mesmo que achados radiológicos de atelectasias sejam encontrados numa parcela destes pacientes.[3]

## ■ Intervenção Farmacológica

### Broncodilatadores (α e ß-adrenérgicos)

Embora ainda se constituam nos medicamentos mais prescritos para o tratamento de pacientes portadores de BVA, seus reais benefícios permanecem controversos. Vários broncodilatadores já foram testados tentando reverter a obstrução respiratória, entretanto, apenas os β2-agonistas (principalmente o salbutamol) e as medicações com propriedades α-adrenégicas (adrenalina) ainda têm merecido alguma consideração dentro de protocolos terapêuticos.

Sob o ponto de vista da evidência, a maioria dos ensaios clínicos tem falhado em demonstrar benefícios clínicos sustentados e

Terapêutica da Bronquiolite Viral Aguda Baseada em Evidências ■ 31

consistentes com a utilização de tais fármacos. A maior barreira para se valorizar os resultados pode estar centrada na dificuldade de se padronizar os desfechos utilizados, as populações selecionadas e até mesmo os esquemas terapêuticos testados. Sob o ponto de vista dos desfechos, escores clínicos têm sido muito utilizados, mas, nesta faixa etária, não têm validação por testes de função pulmonar e apresentam variabilidade intrínseca ao método. Desfechos de maior relevância clínica como resolução da doença, necessidade de internação ou tempo de hospitalização têm sido menos utilizados.[3]

Comparativamente, os estudos que apontam benefício para utilização de tais medicamentos têm sido considerados metodologicamente mais fracos. Frequentemente incluem crianças mais velhas e com história de sibilância prévia.

Recente revisão sistemática da Cochrane não conseguiu demonstrar benefícios clínicos associados à utilização da terapêutica, entretanto a presença de potenciais efeitos adversos (taquicardia, tremores) e o próprio custo da medicação têm questionado se os efeitos indesejados não viriam a suplantar os benefícios demonstrados.[18]

No momento, esse tem sido o posicionamento recomendado sob a luz dos dados disponíveis na literatura. A recomendação de uma utilização cautelosa, com manutenção justificada por resposta clínica observada, até então realizada em muitos serviços e recomendada por muitos protocolos, tem deixado de ser rotina universal.[3]

A AAP, no seu último *Guideline*, define que tais medicamentos não devem ser utilizados (forte recomendação).[3] Da mesma maneira, o *Guideline* do National Institute for Health and Care Excellence (NICE) apresenta recomendações similares.[19]

A epinefrina tem propriedades ß e α-adrenérgicas, com potencial ação farmacológica para reduzir o extravasamento microvascular (capilar e pós-capilar), reduzir o edema sobre a mucosa brônquica e promover broncodilatação por relaxamento da musculatura brônquica.[20,21]

Vários estudos têm sido conduzidos procurando-se determinar os potenciais benefícios da epinefrina em pacientes com BVA em diferentes cenários.

Para o tratamento de pacientes hospitalizados, um grande estudo multicêntrico (*Canadian Bronchiolitis Epinephrine Steroid Trial*), incluindo mais de 800 pacientes selecionados de oito serviços de emergência, evidenciou menor tempo de internação hospitalar no grupo que recebeu epinefrina inalatória associada à dexametasona oral.[22]

Entretanto, tal comportamento não tem sido reproduzido de maneira sistemática. Outro estudo multicêntrico demonstrou ausência de benefício atrelado à sua utilização quando comparada a placebo.[23] Os pacientes que receberam epinefrina, de maneira regular e contínua, apresentaram tempos de internação mais prolongados, quando comparados a esquemas de administração por demanda. Tal achado chegou a sugerir sua utilidade como agente a ser utilizado apenas

# 32 ■ Série Brasileira de Medicina de Emergência

em situações de resgate, para aqueles pacientes com doença de apresentação mais grave.[3]

Assim como a respeito dos broncodilatadores da classe ß-adrenérgica, não há dados capazes de definir com segurança qual subgrupo de pacientes portadores de BVA poderia se beneficiar desta terapêutica.

Sob a ótica de evidência, tanto broncodilatadores da classe ß-adrenérgica como a epinefrina (propriedades $\alpha$ e ß-adrenégicas) têm forte recomendação para que não sejam utilizados como rotina na BVA, juízo fundamentado pela análise crítica de uma série de estudos de literatura, delineados com menores limitações metodológicas.[3]

## Solução salina hipertônica

Estudos advindos de pacientes portadores de fibrose cística vieram a sugerir que a utilização de soluções salinas hipertônicas (3%, 5% e 7%) administradas por via inalatória melhoraria o *clearence* muco ciliar de lactentes portadores de BVA. Dados de literatura chegaram a sugerir uma utilização universal nos portadores de BVA, visto reduzir as taxas de internação e o tempo de internação, além de demonstrar redução dos escores clínicos.[24,25,26]

Revisão sistemática da Cochrane incluiu 11 estudos envolvendo 1.090 crianças com BVA: 500 pacientes internados (cinco ensaios clínicos); 65 pacientes ambulatoriais (um ensaio clínico); e 525 pacientes do departamento de emergência (quatro ensaios clínicos). Um total de 560 pacientes recebeu solução salina hipertônica (solução salina 3% n = 503; solução salina 5% n = 57). Os doentes tratados com nebulização salina 3% apresentaram menor tempo de internação hospitalar em comparação àqueles tratados com nebulização salina a 0,9%. Efeitos de melhora sobre escore clínico de avaliação foram observados em ambos os grupos de pacientes (ambulatoriais e internados). Os quatro ensaios clínicos conduzidos no serviço de urgência não mostraram nenhum efeito significativo de curto prazo (30 a 120 minutos) com a utilização de até três doses de nebulização salina a 3%. Sob o ponto de vista de paraefeitos associados, não foram relatados eventos adversos significativos atribuídos à inalação de solução salina hipertônica.[27]

Recente metanálise estabeleceu a hipótese de que o tratamento da BVA com solução salina hipertônica poderia diminuir significativamente tanto a duração como a taxa de hospitalização, se mais ensaios clínicos randomizados fossem delineados e considerados para análise de efeito.[28] Após análise e tratamento dos dados de 11 estudos, concluiu-se que a solução salina hipertônica seria capaz de reduzir significativamente tanto a taxa de admissão como a duração da hospitalização. A partir de tais dados, com evidências de um resultado favorável em uma análise de eficácia e de custo-efetividade, chegaram

Terapêutica da Bronquiolite Viral Aguda Baseada em Evidências ■ 33

a sugerir sua utilização universal para o tratamento dos pacientes portadores de BVA.

Entretanto, ainda dentro deste cenário, é importante referirmos que muitos questionamentos permanecem à luz de tais achados. Críticas foram estabelecidas fazendo uma referência ao efeito da inalação poder estar associado a diferenças assistenciais atreladas ao local de tratamento, isto é, o seu efeito poderia ser mais marcado naqueles locais em que a duração total da admissão fosse superior a 3 dias de internação.[3]

Sendo assim, sob o ponto de vista da evidência, a solução salina hipertônica tem alguns indicativos apontando para benefícios em pacientes internados (recomendação fraca, visto estarem fundamentadas em estudos de menor consistência metodológica), segundo a AAP. O NICE demonstra um posicionamento mais negativo, contraindicando sua utilização em todos os pacientes portadores de BVA.[19]

## Corticosteroides

O edema de revestimento nas paredes da via aérea dos pacientes portadores de bronquiolite é causado pela inflamação decorrente da infecção viral. Corticosteroides poderiam atuar pela sua potente atividade anti-inflamatória, reduzindo o edema e aliviando o desconforto respiratório. O papel da inflamação é sustentado por estudos que demonstram um aumento de mediadores pró-inflamatórios e de achados relacionados à inflamação encontrados em exames anatomopatológicos de pacientes portadores de BVA.[29-31]

Apesar do seu uso frequente (36% dos casos, em alguns centros) e dos seus potenciais benefícios teóricos, os corticosteroides sistêmicos não têm demonstrado eficácia no tratamento da BVA, sendo, por isso, contraindicados.[3,32]

Recente revisão sistemática da Cochrane, incluindo 17 estudos, com mais de 2.500 participantes, evidenciou ausência de efeito para desfecho de internação hospitalar, quando comparado a placebo, e para o tempo total de hospitalização pela doença.[33]

Springer e colaboradores demonstraram que a combinação de corticosteroide sistêmico (intravenoso) e broncodilatador inalatório não afetaram sua evolução clínica nem sua função respiratória, seja agudamente ou no período de convalescença, em pacientes com BVA quando comparado ao uso isolado de broncodilatador.[34]

Controvérsias maiores foram levantadas pelo *Canadian Bronchiolitis Epinephrine Steroid Trial*, que evidenciou menor tempo de internação hospitalar em um braço do estudo que incluiu pacientes que receberam epinefrina inalatória associada à dexametasona oral. Entretanto, tal efeito veio a perder significância após ajuste para variáveis de confusão, diminuindo a significância do achado.[3] Roosevelt e colaboradores já tinham falhado em demonstrar benefícios atribuíveis à dexametasona

# 34 ■ Série Brasileira de Medicina de Emergência

administrada por via intramuscular (IM), quando comparada a placebo, em uma grande série de pacientes portadores de BVA, com idade inferior a 1 ano.[35]

Sob a ótica de evidência, corticosteroides têm forte recomendação para não serem utilizados no tratamento da BVA, dados que têm sido fundamentados pela análise crítica da literatura, incluindo ensaios clínicos bem delineados e metanálises.[3,19]

## Montelucaste

Em comparação com crianças sem doença respiratória, os cisteinil-leucotrienos estão presentes nas vias aéreas inferiores de crianças portadoras de BVA durante a fase aguda da doença. Essa observação tem levado a se considerar a possibilidade de que o montelucaste poderia reduzir a inflamação das vias aéreas nos pacientes portadores de BVA.

Dois ensaios clínicos foram encontrados na literatura, com critérios de elegibilidade similares. O primeiro estudo incluiu 55 crianças e o outro, 85 crianças. Os estudos foram considerados de baixa qualidade metodológica e apresentaram resultados conflitantes no desfecho para tempo de permanência e ausência de benefícios quanto à avaliação do escore clínico. Sendo assim, até o momento não existem benefícios que suportem o seu uso nos pacientes portadores de BVA.[3,19]

## Ribavirina

A ribavirina (1B D-ribofuranosil-1,2,4-triazol-3 carboxamida), administrada sob a forma de aerosol microparticulado, está liberada pela agência Food and Drugs Administration (FDA) desde 1985. Ensaios clínicos iniciais demonstraram efeito benéfico pelo uso em pacientes com infecção pelo VSR. Estaria associada a uma redução da replicação viral com consequente diminuição na gravidade da doença e melhora da oxigenação.[36-38]

A literatura não foi capaz de sustentar tais achados e, a partir dos anos 1990, passou a questionar o contexto metodológico dos estudos iniciais.

Uma revisão sistemática da Cochrane (2007), selecionou quatro ensaios clínicos (n = 158), em que os pacientes foram randomizados para comparar a eficácia da ribavirina aerossol *versus* placebo. Pequenas diferenças foram encontradas na taxa de mortalidade [5,8% *versus* 9,7%, *odds ratio*: 0,58 (0,18 – 1,85)].[39]

No momento, não há evidências suficientes que justifiquem o seu uso rotineiro em pacientes portadores de BVA por VSR. Alguns estudos de custo efetividade têm apontado para perspectivas favoráveis em pacientes transplantados, mas os resultados ainda carecem de maior fundamentação.[40]

## Outros

Várias outras medicações têm sido estudadas no tratamento da BVA: surfactante exógeno, misturas gasosas de hélio e oxigênio (heliox), desorribunuclease humana recombinante (Dnase), macrolídeos, furosemida, entre outras.[41-44] Embora algumas possam apontar para resultados promissores, carecem de qualquer força de evidência para sua utilização. No **Quadro 3.2**, podemos observar o nível de evidência das principais medidas terapêuticas empregadas no tratamento da BVA segundo a AAP.

## ■ Considerações Finais

A publicação de dois documentos considerando o nível de evidência para procedimentos frequentemente adotados no manejo da BVA trouxe um novo posicionamento para o manejo da doença. Tanto a AAP como o NICE apresentam um juízo fundamentado e similar nos seus principais tópicos de abordagem. "Quando menos é mais" prioriza os achados à luz da evidência atual.

**Quadro 3.2** Nível de evidência das terapias utilizadas no manejo da BVA segundo recomendação da AAP

| Terapia | Guideline da AAP | Nível de Evidência |
| --- | --- | --- |
| Broncodilatadores inalatórios (salbutamol, epinefrina) | Não devem ser rotineiramente utilizados | B |
| Corticosteroides | Não devem ser rotineiramente utilizados | B |
| Ribavirina | Não devem ser rotineiramente utilizados | B |
| Palivizumab | Deve ser prescrita a pacientes especiais (alinhados a recomendação técnica) | A |
| Antimicrobianos | Devem ser utilizados apenas em pacientes com comorbidade infecciosa bacteriana documentada | B |
| Fluidoterapia (oral ou IV) | Administrados conforme avaliação do grau de hidratação | X* |
| RX de tórax | Não devem ser rotineiramente utilizados | B |
| Oxigênio | Indicado de Saturação de $O_2$ estiver abaixo de 90% (ar ambiente) | D |

# 36 ■ Série Brasileira de Medicina de Emergência

Entretanto, é importante salientarmos que muitas das questões levantadas carecem de uma avaliação metodológica mais sólida, o que abre perspectivas para novos campos de investigação e, talvez, futuros novos posicionamentos.

## ■ Referências Bibliográficas

1. Meissner H. Viral Bronchiolitis in Children. N Engl J Med 2016; 3741: 62-72.
2. Florin T, Plint A, Zorc J. Viral bronchiolitis. The Lancet, 2017; 389: 211-224.
3. American Academy of Pediatrics. Clinical practice guideline: the diagnosis, management, and prevention of bronchiolitis. Pediatrics, 2014: 134:e1474-e 1478
4. Schuh S, Lalani, A et al. Evaluation of the utility of radiography in acute bronchiolitis. J Pediatr 2007; 150: 429-33.
5. Bekhof J, Brand P et al. Co-infections in children hospitalised for bronchiolitis: role of role of roomsharing. J Clin Med Res, 2013; 5 (6): 426-431.
6. Stollar F, Alcoba G, Gervaix A, Argiroffo, C. Virologic testing in bronchiolitis: does it change management decisions a predict outcomes? Eur J Pediatr 2014; 173: 1429-1435.
7. Jain S, Derek J et al. Community-acquired pneumonia requiring hospitalization among U.S. Children. N Engl Med 2015; 372: 835-45.
8. Rivers RPA, Forsoling MI, Olver RP. Inappropiate secretion of antidiuretic hormone in infants with respiratory infection. Arch Dis Child 1981; 56:358-53.
9. Steensel-Moll HA, Hazelzet JA, Van Der VoortE, Neijens HJ, HakengWHL. Excessive secretion of antidiuretic hormone in infants with respiratory syncytial virus. Arch Dis Child 1990, 65:1237-9.
10. Heikkilä P, Forma L, Korppi M. High-flow oxygen therapy is more cost-effective for bronchiolitis than standard treatment-A decision-tree analysis. Pediatr Pulmonol. 2016 Dec; 51(12):1393-1402.
11. Navas L, Wang E, de Carvalho V, Robinson J; Pediatric Investigators Collaborative Network on Infections in Canada. Improved outcome of respiratory syncytial virus infection in a high-risk hospitalized population of Canada children. J Pediatr 1992; 121 (3): 348-54
12. Shaw KN, Bell LM, Sherman NH. Outpatient assessment of infants with bronchiolitis. Am J Dis Child 1991; 145(2): 151-55.
13. Webb MSC. Chest physiotherapy in acute bronchiolitis. Arch Dis Child 1985; 60: 1078-79.
14. Perrotta C, Ortiz Z, Roque M. Chest physiotherapy for acute bronchiolitis in paediatric patients between 0 and 24 months old. Cochrane Database Syst Rev. 2005 Apr 18;(2):CD004873.
15. Gajdos V, Katsahian S, Beydon N, et al. Effectiveness of chest physiotherapy in infants hospitalized with acute bronchiolitis: a multicenter, randomized, controlled trial. PLoS Med. 2010;7(9):e1000345.
16. Rochat I, Leis P, Bouchardy M, et al. Chest physiotherapy using passive expiratory techniques does not reduce bronchiolitis severity: a randomised controlled trial. Eur J Pediatr 2012; 171(3): 457–462.
17. Mussman GM, Parker MW, Statile A, Sucharew H, Brady PW. Suctioning and length of stay in infants hospitalized with bronchiolitis. JAMA Pediatr. 2013;167(5): 414–421

Terapêutica da Bronquiolite Viral Aguda Baseada em Evidências ■ 37

18. Gadomski AM, Scribari MB. Bronchodilators for bronchiolitis. Cochrane Database Syst Rev 2014; (6): CD001266.
19. National Institute for Health and Care Excellence (2015) Bronchiolitis: Diagnosis and management of bronchiolitis in children. Clinical Guideline NG9. NICE, London.
20. Reijonen T, Korppi M, Pitkakangas S, Tenhola S, Remes K. The clinical efficacy of nebulized racemic epinephrine and albuterol in acute bronchiolitis. Arch Pediatr Adolesc Med 1995; 149: 686-692.
21. Hartling L, Wiebe N, Russel K, Patel H, Klassen TP. Epinephrine for bronchiolitis. Cochrane Database Syst Rev 2004; (1): CD003123.
22. Plint AC, Johnson DW, Patel H, et al; Pediatric Emergency Research Canada (PERC). Epinephrine and dexamethasone in children with bronchiolitis. N Engl J Med. 2009; 360(20): 2079–2089.
23. Hartling L, Fernandes RM, Bialy L, Milne A, Johnson D, Plint A, Klassen TP, Vandermeer B. Steroids and bronchodilators for acute bronchiolitis in the first two years of life: systematic review and meta-analysis. BMJ. 2011; 342:d1714.
24. Zhang L, Mendoza-Sassi RA, Wainwright C, Klassen TP. Nebulized hypertonic saline solution for acute bronchiolitis in infants. Cochrane Database Syst Rev. 2008;(4): CD006458.
25. Al-Ansari K, Sakran M, Davidson BL, El Sayyed R, Mahjoub H, Ibrahim K. Nebulized 5% or 3% hypertonic or 0.9% saline for treating acute bronchiolitis in infants. J Pediatr. 2010;157(4):630–634, 634.1.
26. Sumner A, Coyle D, Mitton C, Johnson DW, Patel H, Klassen TP, Correll R, Gouin S, Bhatt M, Joubert G, Black KJL, Turner T, Whitehouse S, Plint AC. Pediatric Emergency Research Canada. Cost-effectiveness of epinephrine and dexamethasone in children with bronchiolitis. Pediatrics 2010; 126: 623-31.
27. Zhang L, Mendoza-Sassi RA, Wainwright C, Klassen TP. Nebulised hypertonic saline solution for acute bronchiolitis in infants. Cochrane Database Syst Rev 2013, 7, CD006458.
28. Maguire C, Cantrill H, Hind D, Bradburn M, Everard ML. Hypertonic saline (HS) for acute bronchiolitis: systematic review and meta-analysis. BMC Pulm Med. 2015 Nov 23;15:148.
29. Bont L, Kimpen JLL. Immunological mechanisms of severe respiratory syncytial virus bronchiolitis. Intensive Care Med 2002; 28: 616-21.
30. Kimpen JL. Treatment of respiratory syncytial virus bronchiolitis: hope and despair. Intensive care in childhood 1996; 25: 354-361.
31. Sigurs N, Bjamason R, Sirbergsson F, Kjellman B, Bjorksten B. Asthma and imunoglobuline antibodies after respiratory syncytial virus bronchiolitis: a prospective cohort study with mached controls. Pediatrics 1995; 95:500-5.
32. Nahata MC, Schad PA. Pattern of drug usage in bronchiolitis. J Clin Pharm Ther 1994; 19: 117-118.
33. Fernandes RM, Bialy LM, Vandermeer B, et al. Glucocorticoids for acute viral bronchiolitis in infants and young children. Cochrane Database Syst Rev. 2013; (6):CD004878
34. Springer C, Bar-Yishay E, Uwayyed K, Avital A, Vilozni D, Godfrey S. Corticosteroids do not affect the clinical or physiological status of infants with bronchiolitis. Pediatr Pulmonol 1990; 9:181-5.
35. Roosevelt G, Sheehan K, Grupp-Phelan J, Tanz RR, Listernick R. Dexamethasone in bronchiolitis: a randomised controlled trial. Lancet 1996; 348: 292-295.

## 38 ■ Série Brasileira de Medicina de Emergência

36. Smith DW, Frankel LR, Mathers et al. A controled trial of aerolized ribavirin in infants requiring mechanical ventilation for severe respiratory syncytial virus. N Eng J Med 1991; 325:24-29.
37. Sanches JL, Kacica MA, Walsh RF, Lepow ML. Treatment of NICU survivors requiring mechanical ventilation due to respiratory syncytial virus infection. Pediatr Res 1992; 31:35A-196.
38. Groothuis JR, Woodin KA, Katz R et al. Early ribavirin treatment of respiratory syncytial viral infection in high-risk children. J Pediatr 1990; 117:792.
39. Ventre K, Randolph AG. Ribavirin for respiratory syncytial virus infection of the lower respiratory tract in infants and young children. Cochrane Database Syst Rev. 2007;(1):CD000181.
40. Turner TL, Kopp BT, Paul G, Landgrave LC, Hayes D Jr, Thompson R. Respiratory syncytial virus: current and emerging treatment options. Clinicoecon Outcomes Res. 2014; 6:217-25.
41. Luchetti M, Ferrero F, Gallini C, Natale A, Pigna A, Tortorolo L, Marraro G. Multicenter, randomized, controlled study of porcine surfactant in severe respiratory syncytial virus induced respiratory failure. Pediatr Crit Care Med 2002; 3: 261-8.
42. Martinon-Torres F, Rodriguez-Nuñez A, Martinon-Sanchez JM. Heliox therapy in infants with acute bronchiolitis. Pediatrics 2002; 109: 68-73.
43. Nasr SZ, Strouse PJ, Soskolne E, Maxvold NJ, Garver KA, Rubin BK, Moler FW. Efficacy of recombinant human deoxyribonuclease I in the hospital management of respiratory syncytial virus bronchiolitis. Chest 2001; 120: 203-8.
44. Farley R, Spurling GK, Eriksson L, Del Mar CB. Antibiotics for bronchiolitis in children under two years of age. Cochrane Database Syst Rev. 2014 Oct 9;10:CD005189. doi: 10.1002/14651858.CD005189.pub4.

# Capítulo 4

# Terapêuticas na Asma Aguda Grave na Emergência Pediátrica

João Carlos Batista Santana
Helena Muller
Patrícia Miranda do Lago

A asma é uma das doenças crônicas mais comuns presentes na infância e na adolescência. Em diversas ocasiões, quadros de asma com manifestações mais exacerbadas resultam em visitas às unidades de emergência e indicações de admissão hospitalar. A mortalidade é um evento raro em pacientes que recebem os cuidados mais intensivos, entretanto a criança e o adolescente com asma têm significativa morbidade, prolongado tempo de permanência hospitalar e extenso tempo de recuperação.[1-3]

O conceito de asma aguda grave (AAG) diz respeito a uma crise que não responde adequadamente à terapêutica convencional repetitiva de drogas β2 agonistas e, portanto, necessita de cuidados hospitalares. Por sua vez, a asma aguda crítica seria a AAG que piora e necessita admissão em unidade de terapia intensiva pediátrica (UTIP). Muitos fatores de risco têm sido identificados, mas nenhuma característica clínica pode ser considerada preditiva da evolução da doença ou mesmo da sua gravidade.[2-5]

A maioria das crianças e adolescentes com crise de asma aguda não necessita de intervenções especiais, porém algumas são resistentes ao tratamento inicial e requerem cuidados intensivos, o que envolve monitorização dinâmica e constante e hidratação, além de uma terapêutica mais agressiva. O tratamento convencional de primeira linha preconizado envolve oxigenoterapia, droga β2 agonista para broncodilatação e corticosteroide como anti-inflamatório. Os casos tratados em unidades de emergência pediátrica mostram diminuição do tempo de permanência hospitalar e diminuição dos custos hospitalares com pacientes asmáticos.[5-7]

Têm se observado uma falha terapêutica de até 15% das crianças com asma grave. Os possíveis fatores envolvidos seriam (i) dificuldade diagnóstica, (ii) subestimação da gravidade, (iii) plano terapêutico inicial mal elaborado, (iv) tratamento inadequado e (v) controle insuficiente

# 40 ■ Série Brasileira de Medicina de Emergência

da crise. Contrariamente, um tratamento precoce e agressivo pode colaborar com a reversão da crise, favorecendo um prognóstico melhor da enfermidade. Diversos fármacos têm sido sugeridos como alternativas para o manejo da asma aguda, destacando-se o salbutamol, o sulfato de magnésio e a aminofilina, usados por via intravenosa (IV).[1-11]

Aqueles pacientes que não respondem suficientemente à 1ª linha de tratamento antiasmático, mantendo-se em insuficiência respiratória, devem permanecer em sala de observação pediátrica e iniciar uma terapêutica pouco mais agressiva. Esta 2ª linha, quando adicionada, não deve substituir o manejo terapêutico inicial. Entre os medicamentos considerados de 2ª linha no tratamento da asma aguda, não existe nenhum que tenha demonstrado superioridade sobre os demais. Assim, na ausência de robustas evidências, o uso da terapêutica de 2ª linha depende da prática e da experiência rotineira das unidades de emergência. Exemplificando, o sulfato de magnésio (inalatório ou IV) e o ipratrópio (inalatório) têm demonstrado maior efetividade quando utilizados precocemente no curso da crise, e não em períodos mais tardios. O salbutamol intravenoso e a ventilação mecânica não invasiva (VMNI) parecem ser mais efetivas, posteriormente, durante o curso da doença. As xantinas, que já foram utilizadas no tratamento clássico, caíram em desuso e, atualmente, parecem se posicionar entre as drogas antiasmáticas alternativas para as situações mais persistentemente graves.[1-16]

Existem, ainda, terapêuticas que podem ser úteis para o tratamento da crise asmática, porém com fracas evidências na literatura. São exemplos deste tipo os medicamentos sedativos, analgésicos e bloqueadores neuromusculares, que têm o objetivo de facilitar um estado de hipoventilação controlada e de hipercapnia permissiva.[2,3,17]

Outras terapêuticas podem ser classificadas como de resgate intensivo, destacando-se as misturas gasosas com hélio, oxigenoterapia de alto fluxo, VMNI e invasiva (estratégia que emprega grandes volumes correntes e baixas frequências do ventilador a fim de minimizar hiperinsuflação pulmonar, barotrauma e hipotensão arterial). Nos quadros com maior dificuldade para reversão do broncoespasmo e que mantêm franca insuficiência respiratória, mesmo em uso de ventilação mecânica, pode-se considerar abordagens menos comuns, tais como inalação de anestésicos, broncoscopia e suporte extracorpóreo à vida.[2,3,5-7,10,12,17-21]

O objetivo desta revisão é abordar as terapêuticas alternativas para os casos de asma aguda de maior gravidade admitidos na UTIP.

## ■ Oxigenoterapia

O primeiro passo fundamental para o tratamento da obstrução brônquica grave deve ser a oxigenoterapia, já que esta é uma situação essencialmente hipoxêmica. O defeito primário responsável

Terapêuticas na Asma Aguda Grave na Emergência Pediátrica ■ 41

pela hipoxemia na asma grave é a alteração na relação ventilação-perfusão (V/Q), de tal maneira que as concentrações do oxigênio no ar inspirado devam ser aumentadas até que a $PaO_2$ e a $SaO_2$ atinjam níveis normais. O oxigênio deve ser ofertado para manter satHb > 92%[1,2]. Quando as concentrações da fração inspirada de oxigênio forem muito elevadas, pode haver piora da desigualdade V/Q e do grau de *shunt* intrapulmonar, seja por vasoconstrição hipóxica ou por atelectasias. A correção da hipoxemia deverá melhorar a oferta tecidual e reduzir a hipertensão pulmonar. O oxigênio, por si só, é um agente que pode funcionar como broncodilatadora e evitar os pequenos decréscimos de $PaO_2$ decorrentes do uso de drogas β2-adrenérgicas.[2,5-7,10]

A escolha do sistema depende da disponibilidade de equipamentos do serviço, devendo ser baseada no grau de hipoxemia, nos sinais clínicos de disfunção respiratória e na adaptação e conforto do paciente. Pode ser administrado por cateteres nasais se a hipoxemia não for importante, ou por máscara com reservatório se houver necessidade de oferta de concentrações maiores de oxigênio.[9,10]

## ■ Corticosteroides

Mesmo com um reconhecido efeito na profilaxia da agudização da asma, os corticosteroides devem ser usados nas crises e podem ser considerados os mais potentes anti-inflamatórios usados nesta doença. O tempo de uso é variável de acordo com a gravidade da doença e a demora da resposta, mas não é recomendado que ultrapasse 7 dias. Ainda que o mecanismo de ação desses agentes não seja totalmente esclarecido, é possível que os corticosteroides provoquem um aumento na síntese dos receptores β-adrenérgicos, restaurando a sua responsividade. Seus efeitos produziriam supressão do quadro inflamatório e da síntese de mediadores, especialmente aqueles envolvidos na fase tardia da reação alérgica. Assim, haveria diminuição da hiper-reatividade das vias aéreas, com diminuição da permeabilidade vascular e da produção de muco. Além disso, causariam relaxamento do músculo liso e inibição dos mecanismos colinérgicos. É bastante provável que o seu principal efeito anti-inflamatório seja atingido pela supressão de três mecanismos: (i) geração de citocinas, (ii) recrutamento de eosinófilos das vias aéreas e (iii) liberação de mediadores inflamatórios.[3,5,7,9,10,15,22]

Diferentes estudos têm sugerido que o uso precoce dessas medicações, seja por via oral (VO), endovenosa (EV) ou intramuscular (IM), reduziriam as taxas de hospitalização, amenizariam os sintomas mais significativos e acelerariam a melhora clínica. A curva dose-resposta ao corticosteroide não é linear e atinge um platô, a partir do qual doses complementares não trazem nenhum benefício. A administração oral da prednisona (ou mesmo da metilprednisolona) tem

# 42 ■ Série Brasileira de Medicina de Emergência

se mostrado com efeitos equivalentes aos da via IV e com a vantagem de ser menos invasiva. Assim, os corticosteroides recomendados para a crise asmática são hidrocortisona (IV, 5 mg/kg/dose, 6/6 h), prednisona (IV, 2-4 mg/kg/dia) ou metilprednisolona (VO, 2-4 mg/kg/dia). A dexametasona, em dose única ou duas vezes, tem sido apontada como alternativa aos regimes de 5 dias de corticosteroideterapia para asma grave.[3,15,22]

## ■ Broncodilatadores β2-agonistas

Diferentes estudos descreveram que o broncoespasmo ocorre por estimulação dos receptores β2-adrenérgicos, promovendo o relaxamento da musculatura lisa brônquica, do músculo ciliar e da musculatura dos vasos sanguíneos. Os agentes β2-agonistas são capazes de provocar rápida broncodilatação, estimular o transporte mucociliar e modular a liberação de mediadores inflamatórios dos mastócitos. Além disso, colaboram com o aumento da contratilidade diafragmática.[2,3,5,8-10,16,23]

Os agentes β2-agonistas seletivos (albuterol ou salbutamol, terbutalino, metaproterenol, isoetarine, fenoterol, bitolterol, pirbuterol, salmeterol) são mais utilizados contra a obstrução brônquica do que os não seletivos (isoproterenol, adrenalina, efedrina). O primeiro grupo tem menor quantidade de efeitos adversos, especialmente hipertensão arterial, taquicardia e outras arritmias, tremores, ansiedade, irritabilidade, insônia, retenção urinária, hipocalemia e morte súbita. O salbutamol é o mais efetivo broncodilatador utilizado em crianças maiores e/ou com recorrências de crises. É uma medicação que pode ser administrada por VO, IV ou via inalatória. A reversão dos sintomas relacionados ao broncoespasmo pode ser percebida em poucas horas, todavia o seu uso prolongado está associado ao surgimento de irritabilidade, tremores, hipocalemia e hiperglicemia.[2,5,9,10]

A eficácia e a segurança do uso de doses elevadas e frequentes de agentes β2-agonistas nas crises de asma aguda têm sido constatadas em diversos estudos. A via inalatória, utilizada adequadamente, produz resultados similares àqueles atingidos pela via IV. Os efeitos broncodilatadores por via inalatória parecem ser mais persistentes quando as doses utilizadas são maiores e os intervalos de administração, menores. O tempo de uso da medicação é variável, não devendo ser interrompida até que se observe melhora clínica. A dose inicial preconizada de fenoterol e de salbutamol é de 0,15 mg/kg, podendo atingir um máximo de 5 mg/dose ou 20 gotas, diluídos em 3 a 4 mL de solução fisiológica, com fluxo de oxigênio entre 6 e 8 litros/minuto. O uso de solução fisiológica isolada nas nebulizações é desaconselhável por causar hiperreatividade brônquica.[2,3,5-10,13-16,23]

Na fase inicial do tratamento da crise asmática, a medicação broncodilatadora deve ser ofertada em aerossol/nebulização e, nos

Terapêuticas na Asma Aguda Grave na Emergência Pediátrica ■ 43

casos graves, ser administrada, simultaneamente, com oxigênio e corticosteroide. Além desses, ainda que controversa, pode-se considerar a adição de brometo de ipratrópio à dose inicial de aerossol. Alguns estudos envolvendo crianças com asma aguda demonstram que este derivado atropínico colinérgico é capaz de reduzir a necessidade de hospitalização, mas somente quando usado no início do tratamento da crise. É um medicamento seguro, com pouco efeitos adversos relatados. Pode ser utilizado inicialmente a cada 20 minutos junto com β2- agonista e, após, a cada 6 horas. A dose recomendada é de 0,125 mg (0,5 mL) até 10 kg e de 0,250 mg (1 mL) acima de 10 kg. Não há evidências na literatura para recomendar o uso do ipratropium nos pacientes hospitalizados. Não foi demonstrada melhora em desfechos como tempo de internação ou melhora de escores clínicos.[2,5,9,10,24,25]

Nos casos de asma aguda mais resistentes ao tratamento convencional, podem ser utilizadas nebulizações contínuas com agentes β2-agonistas. A frequência das inalações ou nebulizações será variável de acordo com a intensidade da crise e a própria resposta clínica do paciente, podendo ser tão constante quanto três vezes por hora (terapêutica de resgate). Nas crianças com quadros mais graves, com hipercapnia sustentada e que já estejam usando nebulizações com pequenos intervalos, tem-se sugerido que façam uso de nebulizações contínuas. Mesmo assim, utilizando-se estes recursos, é desconhecida a quantidade de medicação que realmente é absorvida pela via respiratória. Quando se emprega o agente β2-agonista por via aerossol dosimetrado e espaçador, observa-se que os resultados clínicos são semelhantes. A terapia parenteral com adrenalina não oferece maior efetividade em relação aos β2-agonistas inalados. Na comparação com o uso IV, o agente β2-agonista por nebulização contínua (mesmo que somente 15-25% da dose chegue aos pulmões) é considerado superior ou, no mínimo, equivalente para o tratamento de asma aguda grave, com a vantagem de não estar relacionado com toxicidade. Para o salbutamol contínuo por nebulização, a dose recomendada varia de 0,15 a 0,5 mg/kg/h, sendo recomendável não utilizar mais que 30 mg/h. Após a estabilização das condições respiratórias, pode-se usar o salbutamol em nebulização intermitente (2,5 mg/dose), com diminuição progressiva da frequência, ou seja, a cada hora, a cada 2 horas, a cada 3 horas e a cada 4 horas.[2,3,5-7,10,14-16]

O uso de agentes β2-agonistas por via IV deve ser considerado em pacientes que não respondem adequadamente ao tratamento clássico e à nebulização contínua com salbutamol. Isso provavelmente decorra da diminuição do fluxo respiratório e do volume corrente, resultando na diminuição da chegada do fármaco nas pequenas vias aéreas. Outra vantagem do uso IV contínuo é colaborar com o sono sem interrupção para os pacientes, que geralmente já estão exaustos. Para acelerar o efeito terapêutico, têm sido recomendados diferentes esquemas. Em um deles, prefere-se iniciar com uma dose intravenosa de 2-10

# 44 ■ Série Brasileira de Medicina de Emergência

mcg/kg infundidos por 10 minutos, seguida por infusão contínua de 0,1 a 10 mcg/kg/min. Em outro, dispensa-se a infusão de ataque e inicia-se com dose contínua de 0,5-1 mcg/kg/min. Em um terceiro, a dose usual de salbutamol varia entre 0,15 e 0,45 mg/kg/h, com dose máxima de 20 mg/h. Devido aos diferentes metabolismos dos indivíduos, respostas clínicas são variáveis, indicando que doses e intervalos devam ser avaliadas regularmente e individualizadas. Existem evidências de que as respostas ao salbutamol IV não sejam uniformes, variando de indivíduo para indivíduo. Pacientes afrodescendentes ou obesos, parecem ter respostas menos evidentes ao salbutamol IV. Geralmente, a dose pode ser aumentada com incrementos de 0,2 a 0,4 mcg/kg/min a cada 15 a 30 minutos, dependendo da resposta clínica e da presença ou não de reações adversas.[2,3,5-7,10,14-16,23,26-28]

Enquanto esses pacientes estiverem recebendo tratamento com β-agonista IV, eles deverão ser monitorizados continuamente quanto a sinais vitais, respostas fisiológicas e eventos clínicos adversos. Alguns autores sugerem a dosagem de troponinas a fim de detectar precocemente a cardiotoxicidade do agente. As principais reações adversas relacionadas com o uso de β-agonistas são taquicardia, arritmias, hipotensão diastólica, isquemia miocárdica, prolongamento do intervalo QT, hipocalemia, tremores, agitação motora e náuseas.[2,3,5-7,10,14-16,23,26-28]

O terbutalino também é uma droga β-agonista seletiva, menos potente por via inalatória, porém de um tempo de ação mais prolongado quando administrado por VO oral ou via subcutânea (SC). Por ser uma medicação segura e efetiva, tem sido recomendada para uso intravenoso e contínuo, tanto para tratamento da asma aguda e outras obstruções brônquicas graves como para a prevenção da necessidade de ventilação mecânica. O terbutalino IV parece ter tendência em melhorar rapidamente as provas de função pulmonar, promover as trocas gasosas, melhorar os escores de gravidade de asma e diminuir os tempos de permanência em UTIP e no hospital.[13,14,23]

## ■ Sulfato de Magnésio

O sulfato de magnésio tem sido cada vez mais empregado nas unidades de emergência com a justificativa que provoca benefícios adicionais em crianças com asma aguda moderada a grave e que pouco respondem à terapêutica convencional com broncodilatadores e corticosteroides e tem poucos efeitos adversos de significado clínico. Trata-se de medicação segura e com tratamento estabelecido em asma grave de adultos e com experiências limitadas na infância. Atua como um antagonista fisiológico do cálcio, provocando relaxamento da musculatura brônquica e, portanto, broncodilatação. O sulfato de magnésio estabilizaria células T, prevenindo sua ativação e inibindo a degranulação de mastócitos, o que, por si só, limitaria a produção de mediadores inflamatórios. Também atuaria no estímulo do óxido

Terapêuticas na Asma Aguda Grave na Emergência Pediátrica ■ 45

nítrico e na produção de prostaciclina, possibilitando a diminuição da gravidade da crise asmática.[2-10,15,29-37]

As duas vias de administração do sulfato de magnésio, intravenosa ou por nebulização, parecem ser úteis. A via venosa fornece acesso direto à circulação, permitindo atingir elevado níveis séricos do medicamento. As desvantagens incluem a necessidade de um cateter e o tempo de infusão maior que 20 minutos. A via por aerossóis tem início de ação mais rápido e menos eventos adversos, entretanto a concentração dos agentes no sítio exato de ação é bem pequena e a sua prática exige maiores esforços do paciente para maximizar seus efeitos na árvore respiratória.[2-10,15,29-36]

A dose recomendada de sulfato de magnésio em crianças com asma aguda grave é de 25 a 75 mg/kg/dia (máximo de 2 g), administrada por 20 a 30 minutos. Logo após a infusão, uma dose maior de sulfato de magnésio pode ser utilizada a fim de a concentração sérica do magnésio atingir entre 3 e 5 mg/dL. Para o tratamento da asma aguda refratária, recomenda-se uma dose inicial, em bólus, de 50 mg/kg (dose máxima, 2 g) infundida durante 20 a 30 minutos, seguida de uma infusão contínua e dependente do peso do paciente. Crianças com menos de 30 kg podem receber uma infusão de 25 mg/kg/h e crianças com mais de 30 kg recebem 20 mg/kg/h (máximo de 2 g/h). A ação do agente ainda não está devidamente elucidada, mas é rápida, e sua eliminação é basicamente urinária. O seu nível sérico depende mais da velocidade de infusão do que da duração da mesma. A infusão pode ser repetida após 4 a 6 horas por uma ou duas vezes.[2,5,10,35,37]

Ainda que não existam ensaios clínicos robustos sobre o sulfato de magnésio na asma aguda de crianças e o seu uso ainda não tenha sido enfatizado pelas diretrizes internacionais, alguns estudos já demonstraram que o seu uso precoce está relacionado com melhoras significativas de função pulmonar a curto prazo, diminuição do uso de ventilação invasiva e diminuição da necessidade de hospitalizações. Outros estudos indicaram que crianças com asma aguda grave tratadas com sulfato de magnésio por infusão de 4 horas parecem ter melhores resultados do que aquelas que recebem dose única, em bólus: há maior reversão do broncoespasmo, maiores taxas de alta hospitalar e, entre os internados, menor permanência hospitalar e menores custos relacionados ao manejo da crise.[2,29,30,33,36]

Com o sulfato de magnésio, o início da resposta clínica se dá em minutos e, em geral, é observada durante a infusão inicial. Dessa forma, os pacientes devem ser monitorados quanto a efeitos adversos da medicação, especialmente hipotensão arterial, náusea e rubor facial. Situações de toxicidade são incomuns, mas deve-se monitorar fraqueza muscular, arreflexia, alterações visuais e sonolência. Algumas dessas manifestações são mais evidentes quando os níveis séricos de magnésio atingem 9 mg/dL. As arritmias cardíacas e a

46 ■ Série Brasileira de Medicina de Emergência

depressão respiratória ocorrem quando esses níveis são maiores que 12 mg/dL. Contudo, a infusão de sulfato de magnésio, sob condições controladas, parece ser segura.[2,29,30,33,36]

## ■ Xantinas

A utilização de xantinas para o tratamento da asma aguda na infância se iniciou há mais de 150 anos e, até há bem pouco tempo, um de seus substratos, a aminofilina, fazia parte do arsenal terapêutico clássico contra esta enfermidade, juntamente com oxigenoterapia e nebulizações com baixas doses de agente β2-agonistas. Apesar de seu comprovado efeito broncodilatador, atualmente, é considerada medicação de 2ª linha no tratamento da crise de asma, mesmo nas unidades de terapia intensiva. Seu uso parece restrito porque ela é bem menos efetiva que os broncodilatadores β2-agonistas e pelos seus eventos adversos. Todavia, é conveniente pensar na utilização das xantinas nos casos mais resistentes ao tratamento convencional e após aumentar doses e quantidade de administrações dos agentes β2-agonistas. As xantinas ainda estão indicadas nas situações que evoluem com insuficiência respiratória progressiva, apesar da administração máxima de corticosteroides sistêmicos, β2-agonistas, brometo de ipratrópio, sulfato de magnésio e mesmo ventilação mecânica.[2,3,5,9-11,31,38]

As metilxantinas são formadas pela metilação de xantinas, tendo a teofilina como o fármaco mais conhecido. A combinação da teofilina e etilenediamina gera um sal hidrossolúvel, a aminofilina. Sua administração pode ser feita pelas vias oral, retal ou intravenosa. A absorção por VO é bastante boa, ao contrário daquela que ocorre por via retal, que é imprevisível. A administração da teofilina IV pode ser contínua ou intermitente. Os mecanismos de ação da teofilina são multivariados e ainda não foram totalmente esclarecidos. Há poucos anos, considerava-se que a teofilina provocava broncodilatação porque inibia as enzimas fosfodiesterases, bloqueando os receptores de adenosina, modulando a entrada e a saída do cálcio intracelular e atuando diretamente sobre a musculatura brônquica. Atualmente, acredita-se que as ações da teofilina seriam antagonizar os efeitos das prostaglandinas e dos receptores de adenosina, inibir o metabolismo da guanosina monofosfato e liberar as catecolaminas endógenas. Adicionalmente, provocaria o aumento do inotropismo diafragmático, colaborando com a higiene mucociliar e estimulando a respiração mediante ação direta sobre o sistema nervoso central (SNC). Trata-se de medicamento capaz de diminuir a infiltração eosinofílica junto à mucosa brônquica e a quantidade de linfócitos T no epitélio. Assim, o somatório desses efeitos sugere que a teofilina também exerça uma ação imunomoduladora e anti-inflamatória.[2,3,5,9-11,31,38]

Em ambiente hospitalar, a dose de ataque da aminofilina (5-7 mg/kg) é administrada em 20 minutos, tempo necessário para atingir

Terapêuticas na Asma Aguda Grave na Emergência Pediátrica ■ 47

níveis terapêuticos. Logo após, segue-se a infusão contínua (0,5-1 mg/kg/hora). Com a dose preconizada, os níveis séricos adequados do medicamento devem permanecer entre 10 e 20 $\mu$g/mL. A monitorização da concentração sérica da teofilina é essencial em função de esses níveis terapêuticos serem muito próximos dos níveis tóxicos (acima de 20 $\mu$g/mL) e variarem de indivíduo para indivíduo. Essa estreita janela terapêutica é a principal justificativa para a incomum utilização desse agente mesmo nos casos de asma aguda crítica. Os níveis séricos do fármaco devem ser monitorados até 1 hora após a dose de ataque e, novamente, 30 a 60 minutos após o término da infusão contínua. Diante da suspeita de toxicidade do medicamento, a monitoração das concentrações séricas deve ocorrer a cada 12 ou 24 horas. Os efeitos adversos relacionados ao uso da teofilina são taquicardia, arritmias cardíacas, alcalose respiratória, hipocalemia, hiperglicemia, náuseas, vômitos, diarreia, gastrite, úlcera gástrica ou duodenal, hemorragia digestiva, irritabilidade, hiperatividade, cefaleia, insônia e, em casos mais graves, discinesias, crises convulsivas, encefalopatia tóxica, hipertermia, dano cerebral e óbito.[2,3,5,9-11,31,38]

## ■ Heliox

Gás biologicamente inerte e menos denso do que qualquer outro. Devido à sua baixa densidade, uma mistura de hélio e oxigênio pode facilitar o fluxo laminar de gás nas vias aéreas em situações de aumento de resistência, como na asma. As misturas de hélio e oxigênio devem ser utilizadas na proporção 80:20 ou 60:40, pois com concentrações menores o hélio não mantém o seu efeito. Esta é uma limitação, pois impede o seu uso em pacientes hipoxêmicos que necessitem de maiores concentrações de oxigênio. Alguns estudos demonstraram melhora com uso de heliox como veículo para nebulização em crianças com asma, porém outros estudos não comprovaram este efeito. No nosso serviço, não utilizamos heliox no tratamento de crianças com asma aguda.[2,10,17]

## ■ Ventilação Não Invasiva

A ventilação não invasiva (VNI) é uma opção de suporte para pacientes com asma grave na sala de emergência que não tenham respondido ao tratamento padrão inicial. Sua aplicação em crianças tem aumentado nos últimos anos, bem como estudos que demonstram sucesso em evitar a necessidade de entubação e ventilação invasiva, resultando na redução dos riscos relacionados à sedação excessiva e infecções secundárias. Os efeitos positivos da VNI são a redução do trabalho respiratório, melhora da oxigenação por meio do aumento da pressão média das vias aéreas e melhora das trocas gasosas pela abertura dessas vias.[17-21]

48 ■ Série Brasileira de Medicina de Emergência

Existem poucos estudos randomizados e controlados de VNI em crianças. Em 2015, foi publicada uma revisão da literatura, buscando estudos originais até 2014 com uso de VNI em crianças com asma aguda. Foram encontrados somente nove estudos originais. Utilizando o sistema GRADE para níveis de evidência, apenas dois artigos (22%) apresentaram nível A, um (11%) nível B e os demais (67%) apresentaram nível C de evidência. Todos os autores apontaram a VNI como uma terapêutica segura e eficaz na crise de asma aguda não responsiva ao tratamento convencional.[19-21]

As principais contraindicações para o uso da VNI são alteração do estado de consciência, trauma ou cirurgia de face e comprometimento hemodinâmico grave. Em crianças, uma limitação pode ser a tolerância do paciente, pois a administração de pressão positiva na face pode gerar desconforto e agitação. Geralmente, é necessário o uso inicial de um sedativo em dose baixa para instalação da máscara e, muitas vezes, a manutenção de uma sedação contínua é recomendada. Para sedação, uma opção é a cetamina, agente também com efeito broncodilatador, que pode ser utilizada em bólus ou infusão contínua em dose baixa (4-10 $\mu$g/kg/min). Se o paciente estiver taquicárdico, a cetamina pode não ser a melhor opção para sedação. Outra medicação recomendada é a dexmedetomedina (0,3-0,5 $\mu$g/kg/h) que tem ótima efeito sedativo sem depressão respiratória. Outra opção é a clonidina (0,5-1 $\mu$g/kg/h), que também provoca pouca depressão respiratória. A dexmedetomedina e a clonidina podem causar bradicardia e hipotensão arterial, contudo, na maioria das vezes, esses efeitos são leves e os medicamentos, bem-tolerados.[10,17,18]

Outro aspecto importante em crianças é a necessidade do uso de interfaces adequadas. Os serviços devem disponibilizar máscaras de tamanhos adequados para uso em crianças. A interface adequada é um dos determinantes do sucesso da VNI. Em lactentes pequenos, podem ser utilizadas prongas nasais e máscaras nasais. Nas crianças maiores, em geral, utiliza-se máscara oronasal ou máscara facial.[18]

A VNI pode ser ofertada na forma de *pressão* positiva contínua na via aérea (CPAP) ou BIPAP, do inglês *bilevel positive pressure airway*. O uso de CPAP fornece uma pressão positiva contínua nas vias aéreas durante todo o ciclo respiratório espontâneo do paciente. O emprego de BIPAP fornece dois níveis de pressão: a *pressão* positiva inspiratória nas vias respiratórias (IPAP, do inglês *inspiratory positive airway pressure)*, na fase inspiratória, e pressão positiva expiratória nas vias respiratórias (EPAP, do inglês *expiratory positive airway pressure)*, na fase expiratória. Os estudos em asma, na sua maioria, utilizam a modalidade BIPAP.

Na VNI, inicialmente, devem ser programados níveis de pressão baixos, para que o paciente se adapte gradativamente. Para crianças maiores, é recomendado que seja explicado o procedimento, podendo-se colocar a máscara inicialmente sem pressão para que

Terapêuticas na Asma Aguda Grave na Emergência Pediátrica ■ 49

o paciente não se assuste e a adaptação seja mais tranquila. Os parâmetros iniciais devem ser baixos, IPAP 4-6 $cmH_2O$ e EPAP 2-4 $cmH_2O$. Na medida em que o paciente se adapte ao sistema, os parâmetros devem ser aumentados. Oxigênio suplementar deve ser ofertado para manter satHb > 92%. Considera-se uma boa resposta quando ocorre diminuição do esforço respiratório e das frequências respiratória e cardíaca em 30 a 60 minutos. Fatores associados à falha de VNI são a necessidade de $FiO_2$ > 60% e pressões inspiratórias superiores a 15-17 cmH20.[17-21]

A monitorização contínua do paciente em VNI deve ser rigorosa, destacando-se que análises de frequência cardíaca, frequência respiratória e satHb são imperativas. A avaliação clínica deve ser frequente, principalmente nas primeiras 2 horas, que é o tempo máximo de espera para se observar se o paciente apresentou resposta favorável ou não.

## ■ Oxigenoterapia de Alto Fluxo por Cateter Nasal

O oxigênio de alto fluxo (OAF) por cateter nasal é uma ferramenta atual que tem sido utilizada para o tratamento da disfunção respiratória moderada a grave em adultos e crianças, principalmente em sala de emergência. A grande vantagem do método é oferecer um maior suporte de oxigênio de uma forma mais bem tolerada pelo paciente. A maioria dos estudos demonstra a eficácia do OAF em lactentes com bronquiolite, com melhora de escore clínico e diminuição de tempo de internação e de necessidade de internação em UTIP, porém com resultados menos promissores com pacientes asmáticos. Todavia, têm surgido, recentemente, alguns estudos explorando o uso de OAF em crianças maiores com asma aguda e/ou pneumonia em unidades de emergência, mostrando-se uma técnica de suporte segura e bem tolerada por estes pacientes.[12,18,39-41]

O OAF age aquecendo e umidificando os gases em taxas maiores que os fluxos inspirados e, com isso, há uma diminuição do espaço morto mediante lavagem da cavidade nasofaríngea e *clearance* do $CO_2$. O OAF também produz uma *pressão positiva expiratória* final (PEEP, do inglês *positive end-expiratory pressure)* baixa 2-7 $cmH_2O$, dependendo do fluxo que pode diminuir a resistência nas vias aéreas.

Nos pacientes com asma grave, do ponto de vista fisiológico, o OAF parece ser atraente porque poderia auxiliar para diminuir o esforço respiratório por meio do oferecimento de um gás aquecido e umidificado, da mesma forma que ocorre na bronquiolite viral aguda. Nestes casos, o uso de CPAP pode reduzir a carga sobre os músculos inspiratórios relacionados com auto-PEEP. Apesar de alguns estudos demonstrando melhora clínica e diminuição no tempo de internação em pacientes asmáticos que utilizaram o OAF, existem poucas evidências fortes e estudos mais robustos que justifiquem a indicação do método nestes pacientes.[39-41]

# 50 ■ Série Brasileira de Medicina de Emergência

## ■ Referências Bibliográficas

1. Hasegawa K, Tsugawa Y, Brown DF, Camargo CA Jr. Childhood asthma hospitalizations in the United States, 2000-2009. J Pediatr. 2013;163(4):1127-33.e3.
2. Shein SL, Speicher RH, Proença JO, Gaston B, Rotta AT. Tratamento atual de crianças com asma crítica quase fatal. Rev Bras Ter Intensiva 2016;28(2):167-178.
3. Carroll CL, Sala KA. Pediatric status asthmaticus. Crit Care Clin 2013; 29:153-166.
4. Bittar TMB, Guerra SD. Use of intravenous magnesium sulfate for the treatment of severe acute asthma in children in emergency department. Rev Bras Ter Intensiva 2012; 24(1):86-90.
5. Nievas FF, Anand KJS. Severe acute asthma exacerbation in children: a stepwise approach for escalating therapy in a pediatric intensive care unit. J Pediatr Pharmacol Ther 2013;18(2):88-104.
6. Newth CJL, Meert KL, Clark AE, et al. Fatal and near-fatal asthma in children: the critical care perspective. J Pediatr 2012; 161(2):214-221.
7. Wener RRL, Bel EH. Severe refractory asthma: an update. Eur Respir Rev 2013; 22: 227-235.
8. Santana JC, Barreto SSM, Piva JP, Garcia PCR. Controlled study on intravenous magnesium sulfate or salbutamol in early treatment of severe acute asthma attack in children. J Pediatria 2001; 77: 279-87.
9. Diretrizes da Sociedade Brasileira de Pneumologia e Tisiologia para o manejo da asma 2012. J Bras Pneumol 2012;38(Supl 1): S1-46.
10. Piva JP, Garcia PCR, Amantea SL. Asma aguda grave. In: Piva J, Garcia PCR. Medicina Intensiva em Pediatria, 2 ed. Rio de Janeiro: Revinter, 2014. p. 541-567.
11. Bratton SL, Newth CJ, Zuppa AF, et al. National Institute of Child Health and Human Development Collaborative Pediatric Critical Care Research Network Critical care for pediatric asthma: wide care variability and challenges for study. Pediatr Crit Care Med 2012;13(4):407-414.
12. Baudin F, Buisson A. Nasal high flow in management of children with status asthmaticus: a retrospective observational study. Ann. Intensive Care 2017; 7:55-64.
13. Bogie AL, Towne D, Luckett PM, Abramo TJ, Wiebe RA. Comparison of intravenous terbutaline versus normal saline in pediatric patients on continuous high-dose nebulized albuterol for status asthmaticus. Pediatr Emerg Care 2007;23:355-361.
14. Johnson L, Chambers P, Dexmeimer J. Asthma-related emergency department use: current perspectives. Open Access Emergency Medicine 2016:8 47-55.
15. Koninckx M, Buysse C, de Hoog M. Management of status asthmaticus in children. Paediatr Respir Rev. 2013;14:78-85.
16. Andrzejowski P, Carroll W. Salbutamol in paediatrics: pharmacology, prescribing and controversies. Arch Dis Child Educ Pract Ed 2016;101:194-197.
17. Rehder KJ. Adjunct Therapies for Refractory Status Asthmaticus in Children. Respir Care 2017;62(6):849-65.
18. Fedor KL. Noninvasive Respiratory Support in Infants and Children. Respir Care 2017;62(6):699-717.
19. Silva PS, Barreto, SSM. Ventilação mecânica não invasiva na crise de asma aguda grave em crianças: níveis de evidências. Ver Bras Ter Intensiva 2015;27(4):390-6.

Terapêuticas na Asma Aguda Grave na Emergência Pediátrica ■ 51

20. Dessauer B, Carvajal C, Klgo HN, Krauzer JR. Ventilação mecânica não invasiva em pediatria. In: Piva J, Garcia PCR (eds). Medicina Intensiva em Pediatria, 2 ed. Rio de Janeiro: Revinter, 2014. p. 725-38.

21. Argent AC, Biban P. What's new on NIV in the PICU: does everyone in respiratory failure require endotracheal intubation? Intensive Care Med. 2014;40(6):880-4.

22. Keeney GE, Gray MP, Morrison AK et al. Dexamethasone for acute asthma exacerbations in children: a meta-analysis. Pediatrics 2014;133;493-99.

23. Stephanopoulos DE, Monge R, Schell KH. Continuous intravenous terbutaline for pediatric status asthmaticus. Crit Care Med. 1998;26(10):1744-1748.

24. Griffiths B, Ducharme FM. Combined inhaled anticholinergics and short-acting beta2-agonists for initial treatment of acute asthma in children. Cochrane Database Syst Rev 2013; Aug 21(8).

25. Vezina K, Chauhan BF, Ducharme FM. Inhaled anticholinergics and short-acting beta(2)-agonists versus short-acting beta2-agonists alone for children with acute asthma in hospital. Cochrane Datase Syst Rev 2014; Jul 31(7).

26. Ackerman AD. Continuous nebulization of inhaled beta-agonists for status asthmaticus in children: a cost-effective therapeutic advance? Crit Care Med. 1993;21(10):1422-4.

27. Browne GJ, Penna AS, Phung X, Soo M. Randomised trial of intravenous salbutamol in early management of acute severe asthma in children. Lancet. 1997;349(9048):301-5.

28. Schuh S, Parkin P, Rajan A. High-versus low-dose, frequently administered, nebulized albuterol in children with severe, acute asthma. Pediatrics. 1989;83(4):513-518.

29. Cheuk DKL, Chau TCH, Lee SL. A meta-analysis on intravenous magnesium sulphate for treating acute asthma. Arch Dis Child 2005;90:74-77.

30. Mohammed S, Goodacre S. Intravenous and nebulised magnesium sulphate for acute asthma: systematic review and meta-analysis. Emerg Med J 2007;24:823-830.

31. Saharan S, Lodha R, Kabra SK. Management of status asthmaticus in children. Indian J Pediatr (2010) 77:1417-1423.

32. Schuh S, Sweeney J, Freedman SB, et al. Magnesium nebulization utilization in management of pediatric asthma (MagNUM PA) trial: study protocol for a randomized controlled trial. Trials 2016; 17:261-71.

33. Ciarallo L, Brousseau D, Reinert S. Higher-dose intravenous magnesium therapy for children with moderate to severe acute asthma. Arch Pediatr Adolesc Med. 2000;154:979-983.

34. Schuh S, Macias C, Freedman SB. North american practice patterns of intravenous magnesium therapy in severe acute asthma in children. Acad Emerg Med 2010; 11(17):1189-96.

35. Irazuzta JE, Paredes F, Pavlicich V, et al. High-dose magnesium sulfate infusion for severe asthma in the emergency department: ef□cacy study. Pediatr Crit Care Med 2016;17:e29-e33.

36. Schuh S, Zemek R, Plint A, et al. Magnesium use in asthma pharmacotherapy: a pediatric emergency research. Pediatrics 2012;129:852-59.

37. Alansari K, Ahmed W, Davidson BL, et al. Nebulized magnesium for moderate and severe pediatric asthma: a randomized trial. Pediatr Pulmonol 2015;50(12):1191-9.

38. Dalabih AR, Bondi SA, Harris ZL, et al. Aminophylline infusion for status asthmaticus in the pediatric critical care unit setting is independently associated with increased length of stay and time for symptom improvement. Pulm Pharmacol Ther. 2014; 27(1): 57-61.

# 52 ■ Série Brasileira de Medicina de Emergência

39. Coletti KD, Bagdure DN, Walker LK, et al. High flow nasal cannula utilization in pediatric critical care: an observational study. Respir Care 2017;62(8):1023-29.
40. Baudin F, Poyan R. High-flow nasal cannula in the pediatric ICU: popular or efficient? Respir Care 2017; 62(8):1116-17.
41. Milési C, Essouri S, Pouyau R, et al. High flow nasal cannula (HFNC) versus nasal continuous positive airway pressure (nCPAP) for the initial respiratory management of acute viral bronchiolitis in young infants: a multicenter randomized controlled trial (TRAMONTANE study). Intensive Care Med 2017; 43(2):209-216.

# Capítulo 5

# Repensando o Manejo da Síndrome Torácica na Síndrome Falcêmica

Ana Paula Pereira da Silva

## ■ Introdução

A doença falciforme foi descrita pela primeira vez por Herrick, em 1910, como uma enfermidade genética autossômica recessiva, causada por uma mutação simples do códon 6 do gene da cadeia da *B*-globina, resultando na substituição da glutamina pela valina. A anemia falciforme é a doença autossômica recessiva mais comum no mundo, afetando cerca de 30 milhões de pessoas.[1] Estima-se que entre 300.000 e 500.000 crianças nasçam todo ano com a forma severa. É associada a complicações agudas e crônicas, como a crise vaso-oclusiva, vasculopatia cerebral, doença renal crônica, síndrome torácica aguda e hipertensão pulmonar, entre outras.[2,3]

Em países desenvolvidos, as crianças com anemia falciforme apresentaram uma melhora na expectativa de vida. A mortalidade diminuiu e o foco principal tem sido a melhora da qualidade de vida e a diminuição da morbidade, particularmente da crise vaso-oclusiva e da síndrome torácica aguda.[4,5]

A síndrome torácica aguda é a segunda causa mais comum de admissão hospitalar entre os pacientes com anemia falciforme.[3,6-8] É uma lesão pulmonar aguda definida como o desenvolvimento de um novo infiltrado alveolar pulmonar envolvendo, pelo menos, um segmento pulmonar.[6] O termo "síndrome torácica aguda" (STA) foi sugerido por Charache e colaboradores, em 1979, devido à dificuldade em determinar a sua patogênese.[1,3] A síndrome é causada pela combinação de infecção, embolia gordurosa e vaso-oclusão na vasculatura pulmonar.[6] Pode evoluir rapidamente para insuficiência respiratória e morte, necessitando de hospitalização imediata e monitorização. O tratamento envolve o manejo da crise vaso-oclusiva, com analgesia, hidratação e fisioterapia respiratória, associado ao uso de antibiótico de largo espectro para infecção presumida. Caso a concentração

# 54 ■ Série Brasileira de Medicina de Emergência

de hemoglobina diminua substancialmente ou o paciente evolua com insuficiência respiratória, a transfusão sanguínea é indicada. A exsanguinotransfusão é reservada para os casos mais severos.[6,9]

Nesta revisão, abordaremos aspectos da etiologia e fisiopatologia da STA, a avaliação no departamento de emergência e o manejo terapêutico.

## ■ Etiologia e Fisiopatologia

A STA pode acometer qualquer faixa etária, mas é mais comum em crianças, com a maior prevalência ocorrendo entre 2 e 5 anos.[7] Mais de 50% das crianças com a forma homozigótica SS apresentarão pelo menos um episódio na primeira década de vida.[10] Em cerca de 40 a 50% dos casos, a STA ocorre durante uma internação,[11-13] com mais de 80% dos pacientes internados por crise álgica.[11,14,15]

A STA pode evoluir para uma insuficiência respiratória, com 13% dos pacientes necessitando de ventilação mecânica.[6,11,16] O prognóstico em adultos é pior do que em crianças, com uma mortalidade de 9% quando comparada à mortalidade de 2% em pacientes menores de 20 anos.[14] Provavelmente o pior prognóstico em adultos está relacionado ao aumento da incidência de embolia gordurosa como fator desencadeante da STA, quando comparado com infecção, o fator desencadeante mais comum em crianças.[15] A STA também está associada a internações mais prolongadas, à diminuição da sobrevida a longo prazo e ao aumento da incidência de desenvolvimento de lesão pulmonar crônica.[11,14]

Para diminuir a morbidade respiratória crônica e a mortalidade associada a STA, é importante entender a fisiopatologia e identificar medidas preventivas e terapêuticas.

A etiologia é multifatorial e inclui:
- Infecção.
- Embolia gordurosa de medula óssea.
- Hemólise severa.
- Hipoventilação pulmonar.
- Trombose pulmonar.

Na maioria dos pacientes, não é possível identificar um fator desencadeante (45,7%); em 30%, existe infecção documentada; em 9%, embolismo pulmonar gorduroso; e 16% infarto, pulmonar. Trombose pulmonar ocorre em 17% dos pacientes, mas ainda não está claro se é uma causa de STA.[2]

O National Acute Chest Syndrome Study Group (NACSSG) analisou 671 episódios de STA em 538 pacientes e uma causa específica foi identificada em 38% dos episódios, sendo as causas mais comuns a embolia pulmonar e a infecção.[17]

## Infecção

Em crianças, o principal fator desencadeante é a infecção.[15] Os pacientes com anemia falciforme têm uma susceptibilidade maior para infecções, provavelmente associadas à asplenia funcional. Um estudo cooperativo de doença falciforme, prospectivo, seguiu 3.751 pacientes e estudou 1.722 episódios de STA em 939 pacientes.[18] A bacteremia foi documentada em 3,5%, e a frequência foi maior em crianças, com 14% das crianças menores de 2 anos apresentando uma hemocultura positiva, quando comparadas com 1,8% das crianças maiores de 10 anos. A etiologia da bacteremia também difere de acordo com a faixa etária, sendo os organismos mais isolados em crianças menores de 2 anos o *Streptococcus pneumoniae* (58%) e *Hemophilus influenzae* (18%). Nas crianças maiores, outras causas de bacteremia incluem *Staphylococcus Aureus, Salmonella, Enterobacter, Hemophilus Influenzae* e *Clostridium*.

No estudo NACSSG, dos 27 diferentes patógenos identificados, *Chlamydia pneumoniae* foi o mais frequente (28,5%), seguido de *Mycoplasma pneumoniae* (20,5%) e vírus respiratório sincicial (10,5%).[17] Dados recentes sugerem que o vírus é responsável pela maioria dos eventos em pediatria e a infecção por *Mycoplasma pneumoniae* continua crescendo em frequência (35%). Em adultos, a infecção por *Mycoplasma pneumoniae* e *Chlamydia pneumoniae* são a principal causa de pneumonia adquirida na comunidade.[1]

## Embolia gordurosa de medula óssea

É uma causa comum de STA, sendo mais frequente em adultos. Durante as crises vaso-oclusivas, o infarto ósseo leva à necrose, embolia pulmonar, hipoxemia e elevação aguda da pressão arterial pulmonar. No estudo NACSSG, foram analisadas amostras brônquicas para evidência de embolia gordurosa pulmonar por meio da quantificação de lipídeos encontrados em macrófagos pulmonares. A embolia gordurosa, com ou sem infecção, ocorreu em 59 de todos episódios (8,8%).[1,17]

## Infarto pulmonar

O infarto pulmonar direto ou vaso-oclusão ocorre em 16,1% dos episódios de STA, e se presume o diagnóstico quando o resultado da investigação para embolia gordurosa e infecção é negativo.[1]

## Hipoventilação

A hipoventilação é outra causa potencial de STA e ocorre por dor devido ao infarto em costelas, ou pelo uso abusivo de opioide.[1,12]

## Avaliação Clínica no Departamento de Emergência

Na apresentação clinica inicial, o paciente pode apresentar febre (80%) e sintomas respiratórios, incluindo tosse (62-74%), taquipneia, dor torácica e retração intercostal com o uso de musculatura acessória.[2,3,16] A hipóxia severa é um bom preditor para gravidade e evolução destes pacientes.[19] Os sintomas na apresentação são dependentes da idade, com sibilância, tosse e febre sendo mais comum em pacientes menores de 10 anos, e dor e dispneia mais comuns em adultos.[1,15]

A radiografia de tórax faz parte da avaliação inicial de todo paciente com anemia falciforme com febre e/ou sintomas respiratórios. Apesar de 61% destes pacientes apresentarem alteração radiológica na avaliação inicial, 50% das STA ocorrem em pacientes hospitalizados por outros motivos, principalmente por crise álgica,[8] sendo importantes a monitorização destes pacientes e avaliação clínica seriada durante a internação.

Em todo paciente febril, deve-se coletar hemocultura e realizar *screening* para *Micoplasma pneumoniae* e vírus dependendo da época do ano (vírus respiratório sincicial e Influenza). O início da antibioticoterapia deve ser precoce, como será discutido a seguir.

## Tratamento

Não existe uma terapia específica para a STA. O sucesso terapêutico depende do reconhecimento e tratamento precoce. O tratamento clínico tem sido focado no tratamento de infecção bacteriana presumida com antibiótico de amplo espectro, uso cauteloso de fluidos intravenosos e analgesia para aliviar o desconforto e prevenir as atelectasias.[1,7,20]

A transfusão sanguínea simples e a exsanguinotransfusão diminuem a porcentagem de células falciformes, melhorando a oxigenação e frequentemente interrompendo a progressão da STA.[7] A avaliação e manejo inicial estão descritos no **Fluxograma 5.1**.

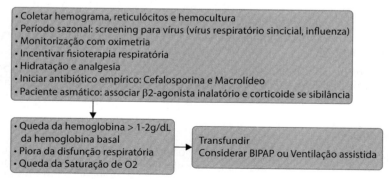

**Fluxograma 5.1** *Manejo da síndrome torácica aguda.*

## Hidratação

Como a desidratação do eritrócito tem um papel importante na fisiopatologia da STA, a hidratação tem sido utilizada como um componente do tratamento. Contudo, não há estudos que demonstrem a segurança na hidratação agressiva. Existem relatos de que a administração excessiva de líquidos pode levar a atelectasia e edema pulmonar, desencadeando uma STA. Sendo assim, é recomendado que os bólus de líquido intravenosos sejam reservados para pacientes com hipovolemia ou hipertonicidade. Paciente euvolêmico deve receber hidratação na taxa de manutenção.[2,8,19]

## Oxigênio

Deve ser administrado apenas para pacientes com hipóxia.[9] Uma série de casos de três pacientes com anemia falciforme demonstrou que o uso contínuo de $O_2$, por vários dias, pode reduzir a produção de novas células falciformes, mas com um aumento compensatório quando a oxigenioterapia era interrompida. É importante salientar que estes pacientes não eram hipoxêmicos. Está bem estabelecido que a hipóxia pode promover a falcização e o oxigênio deve ser utilizados nestas situações.[2] Charache e colaboradores observaram o aumento da tensão de $O_2$ arterial como primeiro sinal de melhora, e uma $PaO_2$ < 75 mmHg associada a pior prognóstico.[1]

## Antibioticoterapia

A apresentação da STA é muito confundida com pneumonia pela alta prevalência de febre, dispneia e queda da saturação de $O_2$ e porque a infecção pode ser desencadeante ou complicação de uma STA.[11]

A antibioticoterapia deve cobrir os agentes bacterianos mais frequentes: *Streptococcus pneumoniae*; *Hemophilus influenzae*; *Chlamydia pneumoniae;* e *Mycoplasma pneumoniae*. Tem sido utilizada a associação de cefalosporina e macrolídeos para o tratamento empírico inicial, com ajuste posterior conforme resultado de culturas.[6]

A pandemia por H1N1 também tem sido responsável pelo aumento da morbidade e mortalidade na anemia falciforme, com a STA ocorrendo em 34% dos pacientes, 17% necessitando de internação em unidade de terapia intensiva (UTI) e 10%, de ventilação mecânica.[21] Assim, na suspeita de infecção por H1N1, é recomendado o tratamento empírico com oseltamivir.[8,11]

Não existe indicação de antibiótico profilático para prevenir STA em pacientes com crise álgica.[15]

## Fisioterapia respiratória

A fisioterapia respiratória tem um papel na prevenção e tratamento da STA.[2,19,20] A atelectasia resultante de hipoventilação ou hiper-reatividade

58 ∎ Série Brasileira de Medicina de Emergência

brônquica pode ter papel fundamental na fisiopatologia.[16] Um estudo randomizado de 29 pacientes com crise vaso-oclusiva demonstrou que o uso da fisioterapia respiratória, durante a hospitalização, se associou a uma diminuição de 37% na ocorrência de infiltrado pulmonar e atelectasia.[22] A fisioterapia respiratória deve ser incentivada durante a internação por crise vaso-oclusiva.[10]

## Analgesia

Em cerca de 40 a 50% dos casos, a STA ocorre durante uma internação,[11-13] com mais de 80% dos pacientes tendo sido internados por crise álgica.[11,14,15] Estudos demonstram que existe uma associação entre a dose cumulativa de morfina nas primeiras 5 horas do surgimento da STA em crianças hospitalizadas por crise álgica, provavelmente devido à hipoventilação causada pela sedação.[12]

A narcose por opiáceo pode precipitar ou piorar a STA, ao passo que a dor pode levar à hipoventilação alveolar. É importe o tratamento adequado da dor com monitorização por meio de escores clínicos, evitando o uso excessivo de opioide e o subtratamento da dor.[19,20]

As revisões de literatura mostram que as taxas de abuso e dependência de narcóticos é baixa no paciente com doença falciforme. Os emergencistas devem ser estimulados a acreditar no paciente e tratar a dor forte com opioides. Contudo, os Centers for Disease Control and Prevention (CDC) relataram que, em um período de 10 anos (1997-2007), houve um aumento de 627% na prescrição de opioide. Também houve um aumento de 296% na mortalidade relacionada ao uso de opioide neste período. O CDC propôs um programa de monitorização dos pacientes, prescritores e instituições. A orientação é que se o paciente tem doença falciforme e consultou na emergência menos do que três vezes em um período de 12 meses, o emergencista deve focar em tratar o episódio doloroso agudo e o opioide é a principal opção terapêutica. Para pacientes que visitaram a emergência três ou mais vezes em um período de 12 meses, uma estratégia é criar um plano de cuidado individualizado com uso mais criterioso de opioide.[2]

## B2-agonista

Vários estudos demonstraram que a estimulação de receptores β-adrenérgicos nas células vermelhas e brancas promove adesão celular. Teoricamente, o uso de β-agonista no paciente com doença falciforme poderia aumentar o risco de vaso-oclusão. Contudo, isso não foi demonstrado clinicamente.[1,23,24]

Existe evidência de associação entre asma e STA em crianças asmáticas.[25,26] Uma coorte prospectiva de 291 crianças com anemia falciforme que foram acompanhadas por 14 anos demonstrou um aumento de STA nas crianças asmáticas.[27] O benefício clínico do uso de β-agonista no paciente com anemia falciforme e asma está bem estabelecido.[1,23,24] O broncodilatador deve ser utilizado quando houver resposta clínica, em paciente com história de sibilância recorrente e tosse noturna. Os pacientes com doença falciforme e crise de asma aguda devem seguir os *guidelines* de tratamento de asma, que recomendam o uso de broncodilatador inalatório e corticosteroide para exacerbações moderadas a severas. Não há evidência que suporte o uso de broncodilatador em todo paciente com STA.[19,24]

## Corticosteroide

Devido ao aumento da evidência de que a inflamação é um fator importante na apresentação da STA, o tratamento com agentes imunomoduladores como o corticosteroide sistêmico tem sido preconizado.[7]

Griffin e colaboradores utilizaram uma alta dose de metilprednisolona na crise vaso-oclusiva e relataram uma redução significativa na duração do tratamento com analgesia e tempo de hospitalização.[28] Bernini e colaboradores investigaram a eficácia de uma baixa dose de dexametasona em 43 crianças com STA moderada a grave, em um estudo randomizado, duplo-cego, placebo controlado. Eles demonstraram redução no tempo de internação em cerca de 40%, na necessidade de transfusão pela piora da anemia, na duração da febre e na necessidade de oxigenioterapia e tratamento para a dor. Entretanto, o sucesso associado ao uso do corticosteroide foi acompanhado do relato de complicações como a recorrência da dor, necessitando de readmissão hospitalar, episódios de crise vaso-oclusivas severas, acidente vascular encefálico (AVE), infarto renal, coma e morte.[29] No estudo de Giffin e colaboradores, 15% dos pacientes tratados com corticosteroide tiveram rebote da crise álgica, necessitando de readmissão nos primeiros 6 dias após a alta.

Em um estudo retrospectivo, Strouse e colaboradores relataram um índice de readmissão hospitalar 20 vezes maior nos 14 dias após a alta nos pacientes tratados com corticosteroide.[30]

Sobota e colaboradores analisaram a variação do uso de corticosteroide nos pacientes com anemia falciforme utilizando os dados do Pediatric Health Information System (PHIS) Database de 41 hospitais pediátricos. Eles encontraram que apenas 17% dos pacientes fizeram uso de corticosteroide sistêmico. O corticosteroide foi mais frequentemente utilizado nos pacientes com asma ou quadro severo (necessidade de ventilação mecânica ou internação em UTI). Em contraste com estudos mais recentes, o tempo de internação foi maior no grupo com uso de corticosteroide e a readmissão nas primeiras 72 horas foi maior no grupo que não recebeu corticosteroide (4,4% *versus* 1,9%).[31]

60 ■ Série Brasileira de Medicina de Emergência

A etiologia do efeito rebote após o tratamento com corticosteroide não é clara. É possível que um curso breve de corticosteroide possa suprimir temporariamente, mas não completamente o processo inflamatório, que pode continuar até a resolução da vaso-oclusão e da lesão de reperfusão. Este mecanismo de rebote pode ocorrer devido à suspensão precoce do corticosteroide, e não como um efeito adverso da medicação.[7]

O uso desse agente não é recomendado, exceto se houver exacerbação da asma.[7,23] Os pacientes com doença falciforme e exacerbação aguda da asma moderada-severa, necessitando de internação hospitalar, devem receber corticosteroide conforme os *guidelines* de manejo de asma. Nessas situações, o paciente deve ser monitorizado após o término do tratamento para a ocorrência de efeito rebote de crise álgica. Também os pacientes com asma persistente devem ser tratados com corticosteroide inalatório para minimizar a morbidade relacionada à asma.[19,23]

## Transfusão sanguínea

A transfusão sanguínea tem sido utilizada nos Estados Unidos para o tratamento da STA, mas sem alteração na mortalidade, quando comparado com a Europa, onde não é utilizada rotineiramente. Um aumento substancial no nível da hemoglobina pode aumentar a viscosidade sanguínea, aumentando o risco de complicações.[2]

Uma transfusão simples diminui a concentração da hemoglobina S e aumenta o nível de hemoglobina e a capacidade de transporte de $O_2$, com diminuição dos mediadores inflamatórios séricos.[1,9,32] Quando o paciente apresenta aumento da frequência respiratória, com aumento do esforço respiratório, necessidade de oxigenioterapia para manter a saturação de O2 > 92% e diminuição da concentração da hemoglobina em 1-2 g/dL, é indicada a transfusão sanguínea.[4,10] A transfusão deve ser limitada para aumentar o nível da hemoglobina para 11 g/dL.[2]

A transfusão está associada a complicações severas, incluindo hiperviscosidade, aloimunização e hemólise, o que pode piorar o fenômeno vaso-oclusivo. A decisão de transfundir paciente com anemia falciforme deve levar em consideração os riscos e benefícios do procedimento, e deve haver consenso entre o emergencista e o hematologista.[10]

A exsanguinotransfusão é recomendada nos pacientes com insuficiência respiratória e hipoxemia com o objetivo de aumentar os níveis de hemoglobina A acima de 70%.[9] Se a exsanguinotransfusão não estiver disponível, recomenda-se uma transfusão simples. Em estudos observacionais, a transfusão (simples ou exsanguinotransfusão) foi associada a uma melhora da oxigenação no sangue arterial e diminuição dos mediadores inflamatórios séricos.[33] Uma comparação,

Repensando o Manejo da Síndrome Torácica na Síndrome Falcêmica ■ 61

não randomizada, entre transfusão simples e exsanguinotransfusão, não demonstrou diferença na evolução, mas isso pode ter acontecido porque os pacientes que receberam exsanguinotransfusão eram mais doentes.[9,19] A recomendação do painel de especialistas, publicada no JAMA em 2014, é de que a exsanguinotransfusão de urgência seja realizada, em concordância com a equipe de hematologia, quando existe rápida progressão da STA manifestada como queda de saturação < 90%, apesar do uso de oxigênio, piora da disfunção respiratória, progressão do infiltrado pulmonar e diminuição da hemoglobina apesar da transfusão simples.[10]

## Ventilação não invasiva

Não há evidências suficientes para recomendar VNI para pacientes com STA.[9,11] A VNI teria alguns benefícios fisiológicos para o paciente com STA, como o aumento da pressão média da via aérea, resultando no recrutamento de unidades pulmonares colapsadas, com aumento da capacidade residual funcional e da complacência pulmonar. Consequentemente, diminuiria o esforço respiratório.

Em um estudo em adultos, a VNI aumentou de forma significativa a oxigenação, diminuindo o esforço respiratório e a frequência cardíaca, mas sem impacto na proporção de pacientes que permaneceram hipoxêmicos no terceiro dia, necessidade de transfusão sanguínea, uso de opioide e tempo de permanência hospitalar. Além disso, o uso de VNI foi relacionado a um aumento do desconforto quando comparado à terapia convencional.[9,34] Não é possível tirar nenhuma conclusão desses estudos, mas estudos adicionais são necessários.

Piora da hipóxia, dispneia severa e aumento da hipercapnia levando a aumento da acidose respiratória são indicações de ventilação mecânica invasiva.[19]

## ■ Conclusão

Diante da melhora da sobrevida dos pacientes com anemia falciforme, o foco tem sido na diminuição da morbidade e da ocorrência das complicações, entre elas, a STA que ainda é a segunda causa de atendimento nos pacientes com doença falciforme. Toda criança hospitalizada com febre ou dor deve ser monitorizada quanto ao padrão respiratório para fazer o diagnóstico precoce de STA. Uma vez diagnosticado, deve-se iniciar o tratamento de suporte com hidratação, analgesia e suporte ventilatório; antibioticoterapia de amplo espectro e o paciente deve ser avaliado para necessidade de transfusão. É importante que serviços de referência para pacientes com anemia falciforme estabeleçam *guidelines* de manejo para tentar evitar, ou diagnosticar precocemente a STA nestes pacientes, melhorando o prognóstico.

# 62 ■ Série Brasileira de Medicina de Emergência

## ■ Referências Bibliográficas

1. Khoury RA, Musallam KM, Mroueh S, Abboud MR. Pulmonary complications of sickle cell disease. Hemoglobin. 2011 35 (5-6): 625-635.
2. Lovett PB, Sule HP, Lopez BL. Sickle cell disease in the emergency department. Emerg Med Clin N Am. 2014; 32: 629-647.
3. Nansseu JR, Yanda AN, Chelo D, et al. The acute chest syndrome in Camarronia children living with sickle cell disease. BMC Pediatrics. 2015. 15: 131.
4. DeBaun MR, Strunk R. The intersection between asthma and acute chest syndrome in children with sickel-cell anaemia. Lancet.2016; 387: 2545-53.
5. Quinn CT, Rogers ZR, McCavit TL, Buchanan GR. Improved survival of children and adolescents with sickle cell disease. Blood. 2011; 115(7): 3447-3452.
6. Rees DC, Williams TN, Gladwin MT. Sickle-cell Disease. Lancet.2010;376:2018-31.
7. Ogunlesi F,Heeney MM,Koumbourlis AC. Systemic Corticosteroids in acute chest syndrome: friend or foe? Pediatric Resp Reviews.2014; 15: 24-27.
8. Miller ST. How I treat acute chest syndrome in children with sickle cell disease. Blood.2012; 117 (20):5297-5305.
9. Glassberg J, Parekh S, Zempsky W. Evidence-Based Management Of Sickle Cell Disease In The Emergency Department. Emerg Med Practice. 2011;13 (8): 1-24.
10. Yawn BP, Buchanan GR, Afenyi-Annan NA, et al. Management of sickle cell disease. Summary of the 2014 evidence-based report by expert panel members. Lancet.2014; 312(10): 1033-1048.
11. Novelli EM, Gladwin MT. Crises in Sickle Cell Disease. Chest. 2016; 149(4): 1082-1093.
12. Birken Cs, Khambalia A, Dupuis A, et al. Morphine is associated with acute chest syndrome in children hospitalized with sickle cell disease. Hosp Pediatr. 2013; 3(2): 149-55.
13. Cabtree EA, Mariscalco MM, Hesselgrave J, et al. Improving Care for children with sickle cell disease/ acute chest syndrome. Pediatrics. 2011; 127: e480-e488.
14. Laurie GA. Acute chest syndrome in sickle cell disease. Intern Med Journ. 2010 (40): 372-380.
15. Sobota A, Sabharwal V, Fonebi G, Steinberg M. How we prevent and manage infection in sickle cell disease. Br J Haematol. 2015; 170:757-767.
16. Tonino SH, Nur E, Otten HM, et al. Chest pain in sickle cell disease. Neth J Med.2013;71 (5): 265-9.
17. Vichinsky EP, Neumayr LD, Earles AN, et al. Causes and outcomes of the acute chest syndrome in sickle cell disease. National Acute Chest Syndrome Study Group. N Engl J Med. 2000;342(25): 1855-1865.
18. Vichinsky EP, Styles LA, Colangelo LH, et al. Acute chest syndrome in sickle cell disease: clinical presentation and course. Cooperative Study of Sickle Cell Disease. Blood. 1997;89(5):1787-1792.
19. Howard J, Hart N, Roberts-Harewood M. Guideline on the management of acute chest syndrome in sickle cell disease. British Journal of Haematology, 2015; 169: 492-505.
20. Meier ER, Miller JL. Sickle cell disease in children. Drugs. 2012 72(7): 895-906.
21. Strouse JJ, Reller ME, Bundy DG, et al. Severe pandemic H1N1 and seasonal influenza in children and young adults with sickle cell disease. Blood. 2010;116(18):3431-3434.
22. Bellet PS, Kalinyak KA, Shukla R, et al. Incentive spirometry to prevent acute pulmonary complications in sickle cell diseases. N Engl J Med. 1995; 333:699-703.

23. Gomez E, Morris CR. Asthma managment in sickle cell disease. BioMed Res Int. 2013; 2013:604140.
24. Knight-Madden JM, Hambleton IR. Inhaled bronchodilators for acute chest syndrome in people with sickle cell disease. Cochrane Database Syst Rev. 2014; 8: CD 003733.
25. Glassberg JA, Chow A, Wisnivesky J, et all. Wheezing and asthma are independent risk factors for increased sickle cell disease morbidity. Br J Haematol. 2012; 159 (4):472-479.
26. Strunk RC, Cohen RT, Cooper BP, et al. Wheezing symptoms and parental asthma are associated with a doctor diagnosis of asthma in children with sickle cell anemia. J Pediatr. 2014 164(4): 821-826.
27. Boyd JH, Macklin EA, Strunk RC, DeBaun MR. Asthma is associated with acute chest syndrome and pain in children with sickle cell anemia. Blood 2006; 108: 2923-27.
28. Griffin TC, McIntire D, Buchanan GR. High-dose intravenous methylprednisolone therapy for pain in children and adolescents with sickle cell disease. NEngl J Med 1994;330:733-7.
29. Bernini JC, Rogers ZR, Sandler ES, et al. Beneficial effect of intravenous dexamethasone in children with mild to moderately severe acute chest syndrome complicating sickle cell disease. Blood 1998;92:3082-9.
30. Strouse JJ, Takemoto CM, Keefer JR, et al. Corticosteroids and increased risk of readmission after acute chest syndrome in children with sickle cell disease. Pediatr Blood Cancer 2007;50:1006-12.
31. Sobota A, Grham DA, Neufeld EJ, Heeney MM. Thirty-day readmission rates following hospitalization for pediatric sickle cell crisis at freestanding children's hospitals: risk factors and hospital variation.Pediatr Blood Cancer 2012;58:61-5.
32. Dastgiri S, Dolatkhan R. Blood transfusions for treating acute chest syndrome in people with sickle cell disease (Review). Cochrane Database Syst Rev. 2016; 8: CD 007843.
33. Liem RI, O'Gorman MR, Brown DL. Effect of red cell ex-change transfusion on plasma levels of inflammatory mediators in sickle cell patients with acute chest syndrome. Am JHematol. 2004;76:19-25.
34. Fartoukh M, Lefort Y, Habibi A, et al. Early intermittent noninvasive ventilation for acute chest syndrome in adults with sickle cell disease: a pilot study. Intensive Care Med.2010; 36(8):1355-62.

# Capítulo 6

# Intercorrências em Fibrose Cística na Sala de Emergências Pediátricas

Cláudia Eneida Feldens
Paulo José Cauduro Maróstica

## ■ Introdução

A fibrose cística (FC) é uma doença multissistêmica causada pela mutação do gene *CFTR* (gene regulador da condutância transmembrânica), localizado no cromossoma 7. Esse capítulo se propõe a orientar o tratamento das principais intercorrências que acometem os pacientes com FC.

## ■ Exacerbação Pulmonar

A doença pulmonar é a principal causa de morbidade e mortalidade nos pacientes com FC. O curso da doença pulmonar é caracterizado por infecções crônicas com múltiplos organismos, causando um declínio gradual de função pulmonar. Ocorrem períodos de exacerbação, com sintomas como aumento da tosse, da produção de escarro e dispneia.

Ao nascimento, os pulmões dos pacientes com FC estão livres de infecção. Seja precocemente na infância, seja mais tarde, todos os pacientes desenvolvem repetidas infecções virais e bacterianas que causam inflamação e levam à injúria da via aérea. O início e a taxa de infecções variam amplamente entre os pacientes de acordo com influências ambientais, genéticas e intervenções terapêuticas. É importante conhecermos as principais bactérias causadoras de doença nesses pacientes:

- *Staphylococcus aureus*: identificado como a bactéria mais prevalente na infância e continua sendo um patógeno frequente ao longo da vida adulta. Infecção por *Staphylococcus aureus* resistente à meticilina (MRSA) está associada a um pior prognóstico de sobrevida.
- *Haemophilus influenzae*: presente em 20 a 30% dos pacientes na infância, mas se torna menos prevalente nos adultos.

66 ■ Série Brasileira de Medicina de Emergência

- *Pseudomonas aeruginosa*: pode ser isolada em lactentes e torna-se a bactéria mais frequentemente isolada nos adultos. A infecção crônica por *P. aeruginosa* é um fator de risco que acelera a perda de função pulmonar e diminui a sobrevida dos pacientes.
- Complexo *Burkholderia cepacia*: infecção crônica por algumas das cepas do complexo está associada com um declínio acelerado da função pulmonar e sobrevida mais curta.

Muitas vezes, é difícil definir a exacerbação pulmonar. As seguintes características devem ser consideradas para início de tratamento antibiótico:

- Aumento da tosse;
- Aumento da produção do escarro e congestão pulmonar;
- Diminuição da tolerância para o exercício ou aumento da dispneia com o exercício;
- Aumento do cansaço;
- Diminuição do apetite, perda ponderal;
- Aumento da frequência respiratória ou dispneia em repouso;
- Mudança na aparência do escarro;
- Febre (presente na minoria dos pacientes);
- Absenteísmo na escola ou trabalho;
- Aumento da congestão nasal ou secreção nasal.

Além disso, a diminuição na função pulmonar está frequentemente presente durante a exacerbação pulmonar. As alterações radiológicas podem ocorrer, ainda que a ausência de alterações não exclua exacerbação da doença.

O manejo dos pacientes com FC inclui culturas de rotina da secreção respiratória para identificar os organismos infectantes e orientar a seleção dos antimicrobianos. Como esses pacientes carregam frequentemente as mesmas bactérias por longos períodos, o cultural anterior pode ser usado para guiar a escolha antibiótica. Os *guidelines* recomendam a realização de culturais a cada 3 meses. Não é incomum que esses pacientes tenham vários germes identificados no escarro. Assim, são importantes as seguintes considerações para seleção dos antibióticos:

Devemos direcionar o tratamento para *P. aeruginosa* e *S. aureus* em pacientes exacerbados sem germe identificado. Geralmente, usa-se antibióticos direcionados para *S. aureus* em lactentes quando ainda não se conhece o agente ou pacientes maiores, sem colonização conhecida. Em pacientes que não respondem a essa abordagem ou naqueles em que são colonizados por *P. aeruginosa*, esse germe deve ser tratado.

Também devemos tratar espécies de *Achromobacter* quando presentes porque evidências sugerem que estes podem estar associados com perda de função pulmonar. Não está bem-estabelecido a importância do tratamento da *S. maltophila*, pois alguns estudos demonstram que sua presença no escarro não é um fator para deterioração da função pulmonar. Assim, pode-se incluir o tratamento desta, desde que não prejudique a cobertura de qualquer um dos organismos citados previamente. As espécies de Aspergillus geralmente não são tratadas porque não parecem ser causa de exacerbação da doença pulmonar, embora uma série de casos demonstrou melhora clínica com o seu tratamento. Geralmente, trata-se esse patógeno quando não há resposta aos antimicrobianos e ele é identificado no escarro, especialmente se vem havendo deterioração clínica não justificável por outras causas conhecidas. Deve também ser tratado nos casos de aspergilose broncopulmonar alérgica.

Quanto ao tratamento, recomenda-se evitar o uso de dois antibióticos beta-lactâmicos simultaneamente, mas seu uso deve ser considerado quando outros esquemas falharam. O uso da azitromicina, quando indicado como anti-inflamatório, pode ser mantido durante as exacerbações. O tratamento com antibióticos na nebulização contra *P. aeruginosa* parece melhorar a função pulmonar e é indicado para os pacientes com colonização crônica. A identificação de *P. aeruginosa* em paciente sem colonização crônica requer tratamento de erradicação que deve ser discutido com especialista.

Sugestões de esquemas antimicrobianos nas exacerbações (**Tabela 6.1**):

- *P. aeruginosa*
  - Casos leves: Ciprofloxacino via oral 14 dias.
  - Casos mais graves ou não responsivos à terapia oral: ceftazidime associada à amicacina 14 dias ou mais, dependendo da resposta clínica.
- *S. aureus*
  - Casos leves: amoxicilina +s ácido clavulânico.
  - Casos mais graves ou não responsivos à terapia oral: oxacilina; vancomicina em caso de MRSA.
- Complexo *Burkholderia cepacia*:
  - Casos leves: ciprofloxacino + sulfametoxazol/trimetoprim.
  - Casos mais graves ou não responsivos à terapia oral: Mmropenem com ou sem sulfametoxazol/trimetoprim

## ■ Hemoptise

Hemoptise é uma complicação comum em pacientes com FC, particularmente em adolescentes e adultos. A propensão para o sangramento se dá pelo processo inflamatório ao redor das artérias brônquicas dilatadas. A hemoptise pode ser considerada o resultado de infecção ou a manifestação da exacerbação pulmonar. Um estudo retrospectivo mostrou esta complicação em 9,1% dos pacientes

# 68 ■ Série Brasileira de Medicina de Emergência

**Tabela 6.1** Antibioticoterapia nas exacerbações pulmonares agudas na fibrose cística[a]

| Bactéria | Antimicrobiano | Dose, mg/kg/dia | Intervalos e via |
|---|---|---|---|
| Staphylococcus aureus | • Cefalexina<br>• Cefadroxil<br>• Cefuroxima<br>• Claritromicina<br>• Clindamicina<br>• Amoxicilina + ácido clavulânico<br>• Sulfametoxazol/ trimetoprima<br>• Oxacilina<br>• Vancomicina[d]<br>• Teicoplanina[d]<br>• Linezolida[d]<br>• Tigeciclina[d] | 50-100 (máx, 4 g/dia)<br>30 (máx, 4 g/dia)<br>20-30 (máx, 1,5 g/dia)<br>15 (máx, 1g/dia)<br>30-40 (máx, 2,4 g/dia)<br>50[b] (máx, 1,5 g/dia<br>40[c] (máx, 1,6 g/dia)<br>200 (máx, 8 g/dia)<br>40-60 (máx, 8 g/dia)<br>10 (máx, 400 mg/dia)<br>20 (máx, 1,2 g/dia)<br>2 (máx, 100 mg/dia) | 6/6 h VO<br>12/12 h VO<br>12/12 h VO<br>12/12 h VO<br>6/6 h ou 8/8 h IV<br>8/8 h ou 12/12 h VO<br>12/12 h VO<br>6/6 h IV<br>6/6 h IV<br>24/24 h IV ou IM<br>12/12 h VO ou IV<br>12/12 h IV |
| Haemophilus influenzae | • Amoxicilina + ácido clavulânico<br>• Cefuroxima<br>• Cefaclor | 50[b] (máx, 1,5 g/dia)<br>20-30 (máx, 1,5 g/dia)<br>40 (máx, 1 g/dia) | 8/8 h ou 12/12 h VO<br>12/12 h VO<br>8/8 h VO |
| Pseudomonas aeruginosa | • Ciprofloxacina<br>•<br>• Amicacina<br>• Tobramicina<br>• Ceftazidima<br>• Cefepima[e]<br>• Piperacilina + tazobactam[e]<br>• Meropenem[e]<br>• Aztreonam | 30-50 (máx, 1,5 g/dia)<br>30 (máx, 1,2 g/dia)<br>20-30 (máx, 1,5 g/dia)<br>10 (máx, 660 mg/dia)<br>150 (máx, 9 g/dia)<br>150 (máx, 6 g/dia)<br>300 (máx, 18 g/dia)<br>120 (máx, 6 g/dia)<br>50 (máx, 6 g/dia) | 12/12 h VO<br>8/8 h IV<br>24/24 h IV<br>24/24 h IV<br>8/8 h IV<br>8/8 h IV<br>6/6 h ou 8/8 h IV<br>8/8 h IV<br>8/8 h IV |
| Stenotrophomonas maltophilia[f] | • Sulfametoxazol/ trimetoprim<br>• Cloranfenicol<br>• Levofloxacina | 40[c] (máx, 1,6 g/dia)<br>60 a 80 (máx, 4 g/dia)<br>10 (máx, 750 mg/dia) | 12/12 h VO<br>6/6 h VO ou IV<br>< 5 anos: 12/12 h<br>> 5 anos: 24/24 h |
| Complexo Burkholderia cepacia[f-g] | • Sulfametoxazol/ trimetoprim<br>• Meropenem<br>• Cloranfenicol<br>• Doxiciclina | 40[c] (máx, 1,6 g/dia)<br>100[c] (máx, 2,4 g/dia)<br>120 (máx, 4 g/dia)<br>60 a 80 (máx, 4 g/dia)<br>1-2 (máx, 200 mg/dia) | 12/12 h VO<br>6/6 h IV (casos graves)<br>8/8 h IV<br>6/6 h VO ou IV<br>12/12 h VO |

Máx: máximo. [a]Recomenda-se realizar o controle de nível sérico para drogas cujos testes laboratoriais estejam disponíveis (p. ex.: aminoglicosídeos e vancomicina). [b]Dose da amoxicilina. [c]Dose do sulfametoxazol. [d]Reservados para *Staphylococc aureus* resistente à meticilina. [e]Apresentam ação também contra *S. aureus* sensível à meticilina. [f]Não há padronização dos antimicrobianos mais eficazes. [g]Frequentemente resistente a vários antimicrobianos. Fonte: J. Bras Pneumol. 2017

Intercorrências em Fibrose Cística na Sala de Emergências Pediátricas ■ 69

em um período de 5 anos. O sangramento, geralmente é escasso a moderado, mas um sangramento maciço, colocando a vida em risco, pode ocorrer. Os pacientes devem ser orientados a procurar assistência se a hemoptise for de volume moderado (maior ou igual a 5 mL) ou se for escasso (menor que 5 mL), mas for o primeiro episódio. Evidentemente o sangramento maciço requer ajuda médica.

O tratamento recomendado para a hemoptise é baseado em vários pontos:

- Antibióticos: devem fazer parte do tratamento para hemoptise moderada. Para hemoptise escassa (menor que 5 mL), a orientação é controversa e a maioria dos especialistas concorda com o uso de antibióticos, se for o primeiro episódio de sangramento, se houver persistência do sangramento ou se houver história prévia de sangramento mantido.
- Hospitalização: o paciente com hemoptise maciça deve sempre ser internado. Para paciente com sangramento moderado, não existe um consenso, com a indicação para hospitalização quando as perdas de volume forem de 10 a 60 mL. Os pacientes com sangramento escasso podem não ser hospitalizados. Para quem atende esta intercorrência e não é especialista, é seguro manter o paciente em observação até que o episódio se resolva. Quando possível, chamar o especialista.
- Uso de ventilação não invasiva (BiPAP): não deve ser mantida em pacientes com hemoptise enquanto houver sangramento ativo.
- Embolização de artéria brônquica (BAE): deve ser considerada, se o sangramento persistir e o paciente estiver clinicamente instável. Ressecção da área pulmonar afetada deve ser considerada somente nos pacientes com hemoptise maciça como último recurso terapêutico.
- Terapias com inalação de solução salina hipertônica: podem ser irritantes para as vias aéreas, induzindo tosse e broncoespasmo. Estas terapias devem ser suspensas nos pacientes com sangramento importante. Não há consenso com relação à suspensão da alfadornase.
- Fisioterapia respiratória: deve ser suspensa nos pacientes com hemoptise maciça. Não há consenso nos casos de hemoptise de leve a moderada, podendo ser mantido nos casos de hemoptise escassa.

## ■ Pneumotórax

Assim como a hemoptise, o pneumotórax é uma complicação a ser consideradas nos pacientes com FC. Aproximadamente 3,4% dos indivíduos com FC apresentarão pneumotórax durante a sua vida. Ambas as complicações ocorrem mais frequentemente em pacientes mais velhos e com doença avançada.

# 70 ■ Série Brasileira de Medicina de Emergência

Para pacientes com pneumotórax pequeno, quando sintomáticos devem ser admitidos para observação, enquanto aqueles em que o pneumotórax é um achado ocasional na radiografia de tórax podem ser observados sem internação. Sempre deve ser levada em consideração a facilidade de acesso do paciente ao atendimento, caso ocorra piora clínica. Os pacientes com pneumotórax de maior proporção sempre devem ser internados.

Quanto ao dreno de tórax, os pacientes com pneumotórax extenso o colocarão. Nos pacientes com pneumotórax pequeno, o uso do dreno será necessário se o paciente estiver clinicamente instável e se a instabilidade for presumivelmente consequente ao pneumotórax, pois a dor decorrente do dreno pode causar restrição ventilatória e agravar o quadro respiratório do paciente.

Quanto à pleurodese, o paciente com o primeiro episódio de pneumotórax não requer esse procedimento. No paciente com pneumotórax extenso recorrente, a pleurodese deve ser realizada.

Não existe um consenso quanto ao uso de antibióticos nos pacientes com pneumotórax. As terapias com aerossol não devem ser suspensas. Algumas modalidades de fisioterapia como pressão expiratória positiva não devem ser realizadas.

Os pacientes que sofrem pneumotórax são, geralmente, aqueles com doença mais severa e que necessitam mais de suporte ventilatório, não invasivo. Nesses pacientes, o uso de BiPAP deve ser suspenso e reiniciado somente após drenagem.

Algumas atividades devem ser contraindicadas após o pneumotórax ser resolvido: os pacientes não devem realizar viagens aéreas por 2 semanas após a resolução do evento, devem evitar o levantamento de peso também por 2 semanas e não devem realizar espirometria por esse período de tempo.

## ■ Síndrome da Obstrução do Intestino Distal (DIOS)

É caracterizada por uma obstrução aguda, completa ou incompleta do íleo e ceco por conteúdo intestinal espessado. Esse conteúdo fecal bloqueia a luz do intestino delgado, mais comumente na junção íleocecal. Só ocorre em pacientes com FC. Deve ser feita distinção com a constipação, que é caracterizada por uma impactação fecal gradual do colo, iniciando no sigmoide e estendendo-se proximalmente. DIOS pode ocorrer em pacientes com qualquer idade, mas é mais comum naqueles pacientes com insuficiência pancreática. Ocorre em 10 a 47% dos pacientes.

Os fatores de risco incluem genótipos mais graves, insuficiência pancreática, má-absorção de gorduras inadequadamente tratada, desidratação, uso de opioides e episódios prévios de DIOS.

A manifestação mais comum é a dor abdominal em cólicas, geralmente localizada no quadrante inferior direito. O início dos sintomas pode ser agudo ou intermitente e vai piorando com o passar das horas. Outras características incluem a distensão abdominal, flatulência, perda de peso e inapetência. Náuseas e vômitos aparecem quando se desenvolve a obstrução completa. Geralmente, os pacientes estão constipados, mas também podem ter diarreia ou mesmo fezes normais. Ao exame físico, uma massa pode ser palpada no quadrante inferior direito do abdômen.

Os exames complementares e diagnósticos para DIOS são:

- Radiografia de abdome: mostra acúmulo de fezes no intestino delgado distal e colo direito. Podem ser vistos níveis hidroaéreos se dilatação do intestino delgado.

- Ecografia abdominal: pode identificar uma massa obstrutiva, mas não pode excluir apendicite ou intussuscepção.

- TC de abdômen: mostra uma dilatação do intestino delgado proximal e material fecal no íleo distal. A TC ajuda a excluir outras causas da dor, como apendicite.

- Enema com contraste hidrossolúvel: útil no diagnóstico e também é terapêutico. O exame mostra ausência do contraste no íleo terminal. A hiperosmolaridade do contraste ajuda a dissolução das fezes impactadas.

Para o tratamento de DIOS, deve-se considerar que os pacientes com obstrução incompleta geralmente respondem a reidratação oral e laxantes osmóticos como o polietilenoglicol (PEG) e a acetilcisteína, que podem ser administrados via oral ou por sonda nasogástrica (SNG). Aqueles com obstrução completa necessitam de enemas hiperosmolares seriados usando gastrografina (diatrizoato). Os enemas podem ser de 20 mL/kg, no máximo de 1 L/hora a cada 8 horas. Deve-se considerar a descompressão com SNG aberta nos pacientes com vômitos. Se existem sinais de peritonite, a avaliação cirúrgica deve ser imediata. A hidratação e a correção de distúrbio eletrolítico devem ser lembradas. Uma vez resolvida a DIOS, episódios recorrentes devem ser evitados. Pode-se usar cronicamente o PEG na dose de 0,5 a 1 g/kg/dia, sendo a dose máxima, 40 g/dia, por 6 a 12 meses.

## ■ Distúrbio Hidroeletrolítico

A alcalose hiponatrêmica e hipoclorêmica pode ocorrer em pacientes com fibrose cística, especialmente em bebês em meses de calor. Esse quadro se deve à excessiva e crônica perda de sódio e cloro no suor e deve ser suspeitada em pacientes com perda de peso, prostração e sinais clínicos de desidratação, mesmo sem perdas tão evidentes. Esse distúrbio deve ser suspeitado em pacientes com queixas de apatia e pouca aceitação de via oral, principalmente em lactentes. Pode ser acompanhado de hipocalemia, decorrente de hipoaldosteronismo secundário à hiponatremia.

## Ventilação Mecânica

A indicação de ventilação mecânica invasiva no paciente com fibrose cística e com sinais de gravidade ainda é motivo de controvérsias, pois essa situação clínica está associada com baixa sobrevida, especialmente na presença de infecção respiratória. A ventilação invasiva deveria ser considerada, na insuficiência respiratória acompanhada de um fator precipitante agudo e corrigível, como as situações descritas, hemoptise massiva e pneumotórax e nos pós-operatórios.

A ventilação não invasiva (VNI) pode ser recomendada como terapêutica adjuvante de exacerbações pulmonares, na hipercapnia diurna e nos distúrbios do sono. Alguns estudos indicam que o uso adequado da VNI estaria associado com maior tolerância ao exercício, melhora na qualidade de vida, maiores índices de sobrevida e menor declínio da função pulmonar. Na fisioterapia respiratória de pacientes com fibrose cística, a VNI é um recurso que traz benefícios na dispneia e fadiga muscular.

## Referências Bibliográficas

1. Rommens JM, Iannuzi MC, Kerem B, et al. Identification of the cystic fibrosis gene: chromosome walking and jumping. Science 1989; 245:1059.
2. Ratjen F, Doring G. Cystic fibrosis. Lancet 2003; 361:681.
3. Brennan AL, Geddes DM. Cystic fibrosis. Curr Opin Infect Dis 2002; 15:175.
4. Sagel SD; Gibson RL, Emerson J, et al. Impact of pseudomonas and staphylococcus infection on inflammation and clinical status in young children with cystic fibrosis. J Pediatr 2009; 154:183.
5. Rosenfeld M, Gibson RL, McNamara S, et al. Early pulmonar infection, inflammation and clinical outcomes in infants with cystic fibrosis. Pediatr Pulmonol 2001; 32:356.
6. Emerson J, Rosenfeld M, McNamara S, et al. Pseudomonas aeruginosa and other predictors of mortality in young children with cystic fibrosis. Pediatr Pulmonol 2002; et al. Pseudomonas aeruginosa and other predictors of mortality in young children with cystic fibrosis. Pediatr Pulmonol 2002;2:91.
7. Speert DP. Advances in Burkholderia cepacia complex. PPediatr Respir Ver 2002; 3:230.
8. Kalish LA, Waltz DA, DoveyM, et al. Impact of Burkhodelia dolosa on lung function and survival in cystic fibrosis. Am J Respir Crit Care Med 2006; 173:421.
9. Sanders DB, Bittner RC, Rosenfeld M, et al. Pulmonary exacerbations are associated with subsequent FEV1 decline in both adults and children with cystic fibrosis. Pediatr Pulmonol 2011; 46:393.
10. Waters V, Stanojevic S, Atenafu EG, et al. Effect of pulmonary exacerbations on long-term lung function decline in cystic fibrosis. Eur Respir J 2012; 40:61.
11. Cystic Fibrosis Foundation, Borowitz d, Robinson KA, et al. Cystic Fibrosis Foundation evidence-based guidelines for manegement of infants with cystic fibrosis. J Pediatr 2009;155:S73.
12. Hansen CR, Pressier T, Nielsen KG, et al. Inflammation in Achromabacter xylosoxidans infected cystic fibrosis patients. J Cyst Fibros 2010; 9:51.

13. Houwen RH, van der Doef HP, Sermet, i, et al. Defining DIOS and constipation in cystic fibrosis with a multicentre study on the incidence, characteristics and treatment of DIOS. J Pediatr Gastroenterol Nutr 2010; 50:38.
14. Colombo C, Ellemunter H, Houwen R, et al. Guidelines for the diagnosis and manegement of distal intestinal obstruction syndrome in cystic fibrosis patients. J Cyst Fibros 2011; 10 suppl 2:S24.
15. Littlewood JM. Cystic fibrosis: gastrointestinal complications. Br Med Bull 1992; 48:847.
16. Patrick A. Flume, Peter J. Mogayzel, Karen A.Robinson, et al. Cystic fibrosis pulmonary guidelines; pulmonary complications: hemoptysis and pneumothorax.

# Capítulo 7

# Como Identificar e Tratar as Pneumonias na Emergência Pediátrica

Patrícia Miranda do Lago
Tatiana da Silva Scheid

## ■ Introdução

As pneumonias adquiridas na comunidade são a principal causa de morte em crianças abaixo de 5 anos e cerca de 90% dessas mortes ocorrem nos países em desenvolvimento. Entre as crianças com infecções agudas do trato respiratório inferior, 30 a 40% requerem internação hospitalar. A incidência de internação por pneumonia em crianças abaixo de 5 anos é de 9,9/1.000 nos países em desenvolvimento e de 19,7/1.000 nos países desenvolvidos. Essa incidência é maior em crianças abaixo de 1 ano.[1]

O padrão-ouro para o diagnóstico de pneumonia nos países desenvolvidos é a radiografia de tórax. Nos países em desenvolvimento, a Organização Mundial da Saúde (OMS) define pneumonia exclusivamente baseada em critérios clínicos, obtidos pela avaliação do paciente que deve apresentar tosse ou dificuldade respiratória, combinada com taquipneia. Os valores de corte para taquipneia variam de acordo com a idade da criança. A **Tabela 7.1** demonstra esses critérios de acordo com a faixa etária.[1,2]

Outros sintomas sistêmicos podem estar associados, como febre, anorexia, apatia e cianose. A ausculta pulmonar alterada não entra nos critérios da OMS, pois não é um bom fator preditivo de pneumonia. Deve ser feito diagnóstico diferencial com asma, bronquiolite e infecções das vias aéreas superiores.

**Tabela 7.1** Critérios da OMS para taquipneia

| Idade | Frequência respiratória (resp./min) | Limite de taquipneia (respir./min) |
|---|---|---|
| 2-12 meses | 25-40 | 50 |
| 1-5 anos | 20-30 | 40 |
| >5 anos | 15-25 | 30 |

# 76 ■ Série Brasileira de Medicina de Emergência

## ■ Abordagem por Faixa Etária

Podemos dividir a abordagem do paciente com pneumonia nos seguintes grupos: neonatos; lactentes; crianças pequenas e pré-escolares; escolares e adolescentes.[1-3]

### Neonatos

Os neonatos com pneumonia podem se apresentar com gemência, batimento de asa nasal e retrações costais. A febre pode estar ausente, mas são comuns a hipotermia e a instabilidade térmica. Sintomas não específicos são frequentes: irritabilidade e recusa alimentar. A cianose pode ocorrer em casos graves.

Quando o neonato apresentar conjuntivite associada, devemos pensar na pneumonia por *Chlamydia trachomatis*.

As etiologias mais comuns de pneumonias na infância estão listadas na **Tabela 7.2**.

### Lactentes

Após o primeiro mês de vida, a tosse é o sintoma mais comum. Geralmente há uma associação com infecção de vias aéreas superiores.

Os sintomas de pneumonia no lactente variam com a gravidade do quadro e vão desde inapetência, vômitos, irritabilidade até gemência, taquipneia e retrações costais.

**Tabela 7.2** Etiologia das pneumonias em crianças de acordo com a faixa etária

| Faixa etária | Etiologias mais frequentes |
|---|---|
| Neonatos (< 1mês) | *Streptococcus B*, *Escherichia coli*, outros bacilos gram negativos, citomegalovirus |
| 1-3 meses Pneumonia febril | Vírus sincicial respiratório, outros vírus respiratórios (*parainfluenza, influenza*, adenovírus), S. *pneumoniae* e *H. influenzae B* |
| Pneumonia afebril | *Chlamydia trachomatis, Mycoplasma hominis*, citomegalovírus |
| 3-12 meses | Vírus sincicial respiratório, outros vírus respiratórios (*parainfluenza, influenza*, adenovírus), S. *pneumoniae, H. influenzae B, C. trachomatis, Mycoplasma pneumoniae, Streptococcus A, Staph. aureus* |
| 2-5 anos | Vírus respiratórios (*parainfluenza, influenza* e adenovirus), S. *pneumoniae, H. influenzae B, S. aureus, M. pneumoniae, C. pneumoniae, Streptococcus A* |
| 5-18 anos | *M. pneumoniae, S. pneumoniae, C. pneumoniae, H. influenzae B, influenza vírus*, adenovírus e outros vírus respiratórios |

A febre é muito comum nas pneumonias bacterianas e pode ser alta. Já nas pneumonias virais, pode ocorrer febre baixa ou ausência de febre e é muito comum associação com sibilância.

## Crianças pequenas e pré-escolares

Nesta faixa etária, a tosse continua sendo o sintoma mais comum e quase sempre há uma história prévia de infecção das vias aéreas superiores.

Os vômitos pós-tosse são muito comuns.

A presença e o grau de febre variam com agente etiológico envolvido.

Pode haver relato de dor torácica, por envolvimento pleural e também dor abdominal, em crianças com pneumonia nos lobos inferiores.

## Escolares e adolescentes

Os germes atípicos como *Mycoplasma*, são comuns nesse grupo.

Além dos sintomas relacionados às crianças menores, esse grupo pode apresentar sintomas sistêmicos como cefaleia, mialgia, vômitos, diarreia, dor pleurítica e dor abdominal inespecífica.

## ■ Fatores de Risco

Os fatores de risco para pneumonias adquiridas na comunidade são desnutrição, idade menor 6 meses, não aleitamento materno e estado pós-sarampo.

Devemos suspeitar de pneumonias hospitalares quando houver história de hospitalização por mais de 48h, uso de antibioticoterapia de amplo espectro por mais de 7 dias nos últimos 30 dias, terapia imunossupressiva, neutropenia ou doenças pulmonares de base.[1,4]

## ■ Avaliação de Gravidade

Crianças com sintomas sugestivos de pneumonia abaixo de 2 meses com taquipneia (frequência respiratória > 60 mpm), as desnutridas, com tiragem subcostal, as com doenças de base debilitante (cardiopatia, doença falcêmica, pneumopatia crônica), com sonolência ou alteração do sensório, sempre devem ser internadas e consideradas como acometidas por pneumonia grave.[1,4]

Os critérios de avaliação de gravidade da OMS são mostrados na **Tabela 7.3**.

## ■ Investigação

O padrão-ouro para o diagnóstico de pneumonia é a radiografia de tórax, mas não está indicado em todas as crianças com suspeita clínica de pneumonia. As indicações para esse exame são: dúvida no diagnóstico

# 78 ■ Série Brasileira de Medicina de Emergência

**Tabela 7.3** Critérios de gravidade de pneumonia da OMS para crianças de 2 a 5 anos

| Classificação de gravidade | Características clínicas |
| --- | --- |
| Pneumonia muito grave | Tosse<br>Dificuldade de ingerir líquidos<br>Convulsões<br>Sonolência ou dificuldade para acordar Desnutrição grave<br>Cianose central |
| Pneumomia grave | Tosse<br>Tiragem subcostal<br>Gemência<br>Cianose |
| Pneumonia (não grave) | Tosse<br>Taquipneia<br>Ausência de tiragens |
| Tosse e resfriado (sem pneumonia) | Sem taquipneia<br>Sem tiragens |

(bronquiolites, asma, suspeita de aspiração de corpo estranho); achados assimétricos no exame físico; suspeita de complicações (derrame pleural, empiema, abscessos pulmonares); infecções pulmonares recorrentes (asma, fibrose cística, imunodeficiência); e pneumonias graves ou muito graves.

Os achados radiológicos podem incluir infiltrado parenquimatoso com evidência de consolidação, infiltrado peribroncovascular bilateral característico de pneumonia por germes atípicos, pneumatocele, evidência de aspiração de corpo estranho, pneumotórax e derrame pleural.[5]

A **Figura 7.1** mostra algumas características radiológicas das pneumonias.

A recomendação de coleta de hemocultura é para crianças com pneumonias moderadas a graves, crianças que necessitam hospitalização ou qualquer criança que se apresente com sepse. As hemoculturas são realizadas com o objetivo de isolar um agente etiológico e identificar sua suscetibilidade. Porém as taxas de positivação de hemoculturas são baixas, variando de 1,5 a 7,1%.[1,6]

Pode-se fazer outras culturas como do líquido pleural, cultura de escarro em crianças maiores, cultura de aspirado endotraqueal e do lavado broncoalveolar, porém são exames invasivos que devem ficar restritos a casos graves ou com evolução desfavorável. Outros exames menos específicos são hemograma, que pode evidenciar leucocitose e proteína C-reativa que pode estar elevada.[2,6]

Como Identificar e Tratar as Pneumonias na Emergência Pediátrica ■ 79

A gasometria arterial está indicada em casos de pneumonias graves e muito graves, na hipoxemia (saturação de oxigênio menor 94%), cianose e no choque.

Exames adicionais como aspirado de nasofaringe para pesquisa de vírus ou bordetela e sorologia para *mycoplasma*, quando de realização possível, auxiliam na etiologia diagnóstica.

# ■ Tratamento

As decisões no tratamento da pneumonia na infância estão relacionadas à faixa etária da criança e provável etiologia, sendo importante levar em consideração a história de exposição e a possibilidade local de resistência de cada germe (ver **Tabela 7.4**). As principais metas do tratamento são a melhora clínica e a resolução do infiltrado pulmonar, sendo que os sintomas se resolvem mais rapidamente do que as alterações na radiografia. Protocolos foram publicados pela OMS e Sociedade Americana de infectologia com o objetivo de padronizar o tratamento da pneumonia bacteriana em

**Tabela 7.4** Comparação entre pneumonia viral, bacteriana e atípica

| | Viral | Bacteriana | Atípica |
|---|---|---|---|
| Idade (anos) | < 5 | > 5 | > 5 |
| Infiltrados radiográficos | Intersticiais | Lobares | Peribrônquicos |
| Patógenos | VSR, *influenza, parainfluenza,* adenovírus | *S. pneumoniae, S. aureus* | *M. pneumoniae, C. pneumoniae* |
| Achados clínicos | Rinorreia, sibilância | Estertores focais/ redução de ruídos respiratórios, taquipneia, febre | Faringite, tosse, cefaleia, sibilância |
| Início | Gradual | Abrupto | Gradual |
| Complicações | Superinfecção bacteriana, SIADH | Derrame pleural, empiema, SIADH | Hemólise, artrite/ artralgias, meningoencefalite (rara) |
| Tratamento | Suporte | < 5 anos de idade: ampicilina/ amoxicilina > 5 anos de idade ou graves: ampi + genta/cefalosporina de 3ª geração | Azitromicina |

SIADH: síndrome da secreção inapropriada de hormônio antidiurético.

# 80 ■ Série Brasileira de Medicina de Emergência

crianças com menos de 3 meses, porém ainda existe uma grande variedade de recomendações.

## Hospitalização

Todas as crianças com suspeita de pneumonia devem ser saturadas durante a consulta na emergência. As crianças com idade escolar (mais de 5 anos) não necessitam de hospitalização por não serem toxêmicas, a não ser que tenham dificuldade para aceitar dieta por via oral por vômitos. As crianças com mais de 5 anos são hospitalizadas com mais frequência na emergência, levando em consideração seu estado clínico, hipóxia e grau de hidratação.[1]

As crianças que chegam na emergência com aspecto tóxico devem ser ressuscitadas, receber suporte respiratório e a antibioticoterapia iniciada o mais precocemente possível.

### Fatores a serem associados à decisão de hospitalizar

- Sinais clínicos de gravidade: $SatO_2$ < 92%; cianose; FR > 50 mpm (lactentes > 70); Taquicardia desproporcional à febre ; sinais de esforço respiratório, Tempo de enchimento capilar > 2s; dificuldade para se alimentar; gemência; apneia; desidratação.
- Fatores de risco de gravidade: cardiopatia, história de internação prévia em UTIP e ventilação mecânica, prematuridade, doenças neurológicas ou pulmonares crônicas.
- Presença de derrame pleural;
- Idade < 3-6 meses;
- Incapacidade dos responsáveis de cuidar da criança.

## Manejo respiratório

A prioridade no atendimento da pneumonia na emergência é a identificação e tratamento do sofrimento respiratório, hipoxemia e hipercapnia na criança. A identificação de tiragem, severa taquipneia e retração indicam imediato suporte respiratório.

Os pacientes em insuficiência respiratória grave devem ser entubados e ventilados. Nos pacientes com necessidade progressiva de oxigênio, pode ser utilizada a ventilação não invasiva com aparelhos biníveis (BIPAP, do inglês *bilevel positive pressure airway*) ou *pressão* positiva contínua na via aérea (CPAP, do inglês *continuous positive airway pressure*). É importante lembrar que as trocas de oxigênio dependem não somente da ventilação alveolar, mas também da perfusão e trocas feitas pelo alvéolo; sendo assim, muitas vezes é necessário associar medicações inotrópicas ou expansão de volume.[1,2]

Como Identificar e Tratar as Pneumonias na Emergência Pediátrica ■ 81

## Manejo com agentes antibióticos

A grande maioria das crianças com pneumonia não necessita de internação em sala de emergência, podendo receber antibiótico por via oral.[1,7]

Uma dose elevada de amoxacilina é a 1ª escolha para pneumonia adquirida na comunidade e não complicada, já que o agente mais frequente é o *Streptococcus pneumoniae*. Cefalosporinas de 2ª e 3ª gerações, fármacos de espectro mais amplo, podem ser uma alternativa, mas nunca a 1ª escolha. Os macrolídeos devem ser reservados para suspeita de germe atípico, principalmente em crianças com idade escolar e pré-escolar.

As crianças que necessitam de internação e antibiótico endovenoso podem ser tratadas com ampicilina. Nos casos com quadro toxêmico e grave ou em crianças pequenas (2 meses a 5 anos), deve ser associada gentamicina à ampicilina e como 2ª escolha, as cefalosporinas de 2ª e 3ª gerações. Quando houver suspeita de infecção por *Staphylococcus aureus*, deve ser associada oxacilina ou, nos casos de resistência, vancomicina.[7]

Os casos suspeitos de pneumonia aspirativa devem ser manejados com amoxicilina-ácido clavulânico ou clindamicina para cobertura de bactérias anaeróbias orais. Um derrame pleural clinicamente significativo deve ser manejado em consultoria com o serviço de cirurgia.

## Manejo da efusão pleural

Quando uma criança desenvolve uma sufusão pleural, a toracocentese diagnóstica e/ou terapêutica deve ser realizada. O líquido pleural deve ser obtido sendo medido pH, glicose, coloração de Gram e cultura, contagem de leucócitos com diferencial e dosagem de proteína. Amilase e desidrogenase láctica também podem ser medidas, mas menos útil. O resultado define se o líquido é um transudato ou exsudato. A drenagem de uma efusão parapneumônica com ou sem instilação de um trombolítico pode ser indicada. Nas situações em que o empiema estiver organizado ou estiver loculado, a indicação é de toraconcentese por vídeo.[1,2]

## *Prevenção*

A internação de crianças em emergência pediátrica reduziu muito nos últimos anos com a introdução da vacina 10-valente no Brasil. Este efeito é visto não só nas crianças vacinadas, mas também na comunidade em geral, o que pode ser explicado pela redução na colonização da via aérea da população.

As vacinas contra *H. influenzae* e *B. pertussis*, influenza igualmente causaram impacto na prevenção de pneumonia na infância. A pneumonia bacteriana (S. pneumoniae é o agente mais comumente isolado) é uma complicação comum do sarampo, sendo importante causa de morte pela doença, atualmente controlado em vista da cobertura vacinal.[8]

## ■ Conclusão

A maioria das pneumonias, desde que bem conduzidas, não determina sequelas a longo prazo. Por este motivo, o emergencista pediátrico deve estar capacitado para identificar rapidamente sinais de gravidade e iniciar o tratamento adequado, evitando a evolução para infecções sistêmicas críticas ou sequelas pulmonares funcionais e anatômicas. Os pacientes com pneumopatias persistentes ou de repetição devem ser encaminhados para diagnóstico em serviços especializados para investigação adequada com o objetivo de prevenir novas hospitalizações e, no futuro, bronquectasias, fibroses e pneumopatias crônicas.[1-3]

## ■ Referências Bibliográficas

1. Jain S, Williams D, Arnold S et al. Comuunity-adquired pneumonia requiring hospitalization among US children, N Engl Med J 2015;372:385-45
2. Harris M, Clark J, Coote N et al. British Thoracic Society guidelines for the management of community acquired pneumonia in children: update 2011. Thorax 2011;66:doi:101136/thoraxjnl-2011-200598
3. Roux DM, ZAr HJ. Community-acquired pneumonia in children- changing spectrum of deasese. Pediatr Radiol 2017;47:1392-8
4. Shah SN et al. Does this child have pneumonia? The rational clinical examination systematic review. JAMA 2017;318(5):462-471.
5. Andronikou S et al. Guidelines for the use of chest radiographs in community-acquired pneumonia in children and adolescents. Pediatr Radiol 2017; 47:1405- 1411.
6. Zar, HJ et al. Advances in the diagnosis of pneumonia in children. BMJ 2017;358:j2739.
7. Bradley JS et al. The Management of Community- Acquired Pneumonia in Infants and Children Older than 3 Months of Age: Clinical Practice Guidelines by The Pediatric Infectious Diseases Society and The Infectious Diseases Society of America. Clin Infect Diseases 2011.
8. Oliwa JN. Vaccines to prevent pneumonia in children – a developing country perspective. Paediatr Resp Rev 2017: doi: 10.1016/j.prrv.2015.08.004.

# Capítulo 8

# Gripe A-H1N1 e Seu Impacto nas Unidades de Emergência Pediátrica

Gabriela Fontanella Biondo
João Carlos Batista Santana

Em 2009, a Organização Mundial da Saúde (OMS) alertava sobre a existência de uma nova epidemia de gripe A-H1N1 iniciada no México e nos Estados Unidos e que rapidamente se transformaria em mais uma pandemia. Essa pandemia de gripe A-H1N1 apresentou significativa morbimortalidade e deixou importante legado no o impacto desta doença sobre a população adulta e pediátrica em todo o mundo, especialmente nos países em desenvolvimento. Durante a fase pandêmica, a constatação de transmissão sustentada desse vírus resultou em mudanças nas condutas de identificação e investigação dos casos de síndrome gripal. Qualquer pessoa com sintomas gripais passou a ser suspeita também de infecção por influenza pandêmica A-H1N1 2009. Desde 2010 até o presente momento (fase pós-pandêmica), o monitoramento e as ações preventivas continuaram considerando a circulação do vírus A-H1N1 juntamente com outros vírus sazonais. Assim, é importante que se perceba o impacto que esta enfermidade causa nas unidades de emergência pediátrica, seja em períodos epidêmicos ou de alerta, seja na sua prevalência nos meses de inverno, quando a gripe A-H1N1 se soma à presença de outras doenças respiratórias potencialmente graves.[1,2]

A gripe A-H1N1 é uma enfermidade respiratória aguda causada pelo vírus influenza A ou B. Ela ocorre em surtos a cada ano, principalmente nos meses frios. Os sinais e sintomas de envolvimento do trato respiratório superior e/ou inferior são comuns, mas a apresentação da gripe em crianças é bastante variável, dependendo da idade e do contato com o vírus e do desenvolvimento de doença previamente. Entre as crianças saudáveis, a gripe geralmente é uma doença aguda, autolimitada e sem complicações. No entanto, principalmente em pacientes com doenças crônicas, a morbidade e mortalidade elevadas podem estar associadas. A infecção por influenza provoca grande impacto na rotina dos pacientes acometidos como absenteísmo na

84 ■ Série Brasileira de Medicina de Emergência

escola e no trabalho e aumento da frequência de idas ao médico. O resultado é de superlotação de hospitais e unidades de emergências no período de maior incidência do vírus, além da consequente elevação dos custos em saúde. Particularmente, as crianças são vetores importantes para a propagação da doença.[3-5]

O vírus influenza pertence à família *Orthomyxoviridae* e é classificado em três tipos: A; B; e C. O do tipo B infecta humanos e comumente causa a gripe sazonal e pequenas epidemias, enquanto o vírus C não é epidêmico. O vírus do tipo A é o principal responsável pelas grandes epidemias, infectando humanos e outros animais como aves e mamíferos. Tipicamente, as propriedades antigênicas dos vírus tipo A variam a cada ano, o que acarreta uma incapacidade do organismo hospedeiro em manter uma imunidade duradoura. O vírus da gripe tipo A tem um genoma formado por uma cadeia de RNA de fita simples com oito segmentos separados. Cada um desses segmentos corresponde a um gene. Cada sorotipo é determinado pelas proteínas hemaglutinina (H) e neuraminidase (N), codificadas respectivamente pelos segmentos 4 e 6. São descritos 16 sorotipos H, 9 N e uma série de combinações diferentes entre eles, no entanto, apenas poucos desses sorotipos são encontrados na população humana, enquanto outros sorotipos são encontrados em animais.[3,5]

Os vírus da gripe foram descritos, inicialmente, na década de 1930 e o primeiro sorotipo identificado foi denominado H1N1. Uma mudança antigênica ocorreu em 1957, levando ao surgimento do sorotipo H2N2 e à pandemia conhecida como "gripe Asiática". Outra mudança ocorreu em 1968, deu origem ao sorotipo H3N2 e foi denominada "gripe de Hong Kong". Da mesma forma, alguns estudos sugerem que a "gripe espanhola" marcou o início da infecção dos vírus H1N1 no homem. A gripe A, de 2009, ocorreu devido a alterações de formas virais já presentes na espécie humana juntamente com modificações de sua estrutura antigênica.[6]

A infecção viral do H1N1 se inicia com a transmissão do hospedeiro infectado para o não infectado por meio de pequenas (aerossóis) ou grandes (gotículas) partículas respiratórias. No trato respiratório, o vírus influenza pode se ligar a mucoproteínas ou anticorpos IgA da mucosa e ser varrido pelo sistema mucociliar ou se ligar a uma célula do epitélio colunar. Esta ligação ocorre entre o sítio de ligação da H e o ácido siálico na superfície da célula. Após a ligação nas células do epitélio colunar, o vírus dá início a uma intensa replicação, acompanhada de eventos que culminam com a morte celular. O bloqueio da síntese proteica por meio da degradação de novas moléculas de RNA e o bloqueio das antigas leva à perda de proteínas e a expressão de alguns antígenos interfere no funcionamento mitocondrial, induzindo apoptose. Esse fenômeno pode ocorrer tanto em células do epitélio respiratório alto, como bronquial e alveolar.[7]

Gripe A-H1N1 e Seu Impacto nas Unidades de Emergência Pediátrica ■ 85

O período de incubação da influenza varia de 1 a 4 dias e a transmissibilidade nas populações pediátricas pode durar em média 10 dias, podendo se prolongar por mais tempo em pacientes imunossuprimidos. Estima-se que a taxa anual de infecção varie de 15 a 42% entre escolares e pré-escolares. No Sul do Brasil, a época de maior circulação do vírus se estende de abril a setembro.[2,3,7-10]

A gripe A compromete todas as faixas etárias pediátricas. Estudos argentinos mostram que a maioria (75%) dos pacientes admitidos por gripe A-H1N1 em 2009 era mais jovem que 2 anos e 60% tinham menos de 1 ano. No mesmo período, no Brasil, os casos confirmados de influenza A-H1N1 2009 e hospitalizados acometeram faixas etárias mais jovens, com maior incidência nos pacientes com menos de 2 anos em ambos os sexos.[1,5,11]

A apresentação clínica da infecção por H-1N1 em crianças é bastante variável, podendo se manifestar apenas com sintomas do trato respiratório superior sem a presença de febre (quadros semelhantes à influenza sazonal) ou, opostamente, se acompanhar de pneumonia grave e significativa dificuldade respiratória. O surgimento súbito dos sintomas e a presença de manifestações menos graves podem dificultar o diagnóstico. Apesar da alta incidência de febre e de sintomas respiratórios, alguns estudos mostram que a infecção por H1N1 pode ser assintomática, o que chega a ocorrer em até 28% de pacientes com o vírus diagnosticados por sorologia. A febre pode estar ausente em mais de 1 a cada 6 pacientes com gripe A. Entretanto, diversos estudos têm apontado que os achados clínicos mais prevalentes entre os pacientes com gripe A-H1N1 hospitalizados são febre, tosse, falta de ar, sibilos, retrações intercostais, taquipneia, fadiga ou fraqueza, calafrios, mialgias, rinorreia, dor de garganta, cefaleia, vômitos e diarreia. Dor torácica e dispneia parecem ser achados mais comuns em populações de adultos. Alguns autores destacam a importância de sintomas gastrintestinais, especialmente em população infantil. Todas essas manifestações clínicas tendem a diminuir de expressão a partir do terceiro dia de evolução da doença. A infecção pelo vírus H1N1 também parece acometer pacientes mais jovens do que a infecção por outros vírus influenza, apresentando maior número de complicações extrapulmonares e elevando o número de pacientes que necessitem de cuidados intensivos e tenham maior risco de morte. Determinados estudos referem que a presença de doença neurológica prévia, hipoxemia e anemia são fatores de risco para admissão em unidade de terapia intensiva pediátrica (UTIP).[2,7,8,12-18]

Existem alguns sinais e sintomas que indicam maior chance de a infecção por H1N1 progredir para complicações e/ou ter maior gravidade, destacadamente taquipneia, retrações intercostais, dor torácica, hemoptise, escarro purulento, febre recorrente, alteração do estado mental, desidratação e reincidência de sintomas do trato respiratório inferior. Em crianças, os sintomas podem

86 ■ Série Brasileira de Medicina de Emergência

ser menos evidentes, a dor de garganta e a mialgia podem não ser reportadas e a febre, como visto anteriormente, pode não estar presente. Além disso, a diarreia parece estar mais presente em crianças do que em jovens e adultos. Por sua vez, a maioria dos estudos referem a presença de hipoxemia entre as crianças com manifestações mais graves, muitas vezes associadas com pneumonias.[2,5,8,13,17,18]

A complicação mais comum da gripe A em crianças é a otite média, seguida por enfermidades do trato respiratório inferior. Estima-se que as complicações de influenza sejam responsáveis pelo aumento de 10 a 30% na prescrição de antibióticos durante o período de inverno. Destacadamente, entretanto, o risco de complicações graves é maior em pacientes com comorbidades, tais como neuropatias e pneumopatias crônicas e síndrome de Down, além de outras situações de risco como extremos de idade, imunossupressão e obesidade.[9,17-21]

As principais manifestações de envolvimento do trato respiratório inferior na infecção por influenza em crianças menores de 3 anos de idade são clinicamente indistinguíveis daquelas relacionadas a pneumopatias por vírus sincicial respiratório e parainfluenza, também prevalentes nos meses frios. Aqui reside um dos grandes problemas que se verificam em unidades de emergência pediátrica, que é justamente quanto ao diagnóstico diferencial e as condutas terapêuticas específicas. Assim como esses outros vírus, a gripe pode provocar pneumonia intersticial, laringotraqueíte (crupe), bronquite e bronquiolite. Além disso, a gripe por influenza pode causar exacerbações de condições crônicas, como asma, convulsões e insuficiência cardíaca ou respiratória.[20]

O CDC (Centers for Disease Control and Prevention, dos Estados Unidos) descreve que indivíduos com pneumopatia crônica têm maior risco de desenvolver pneumonias graves. Ocorreria especialmente em doentes de alto risco e em menores de 2 anos de idade. Geralmente, essas pneumonias têm evolução favorável, mas, não raramente, alguns casos com S. aureus e S. pneumoniae podem ter curso grave.[5,11,17-25]

As complicações neurológicas da gripe A são incomuns, exceto naqueles pacientes com neuroencefalopatias prévias. As mais frequentes são meningite asséptica, ataxia cerebelar aguda, mielite transversa, síndrome de Guillain-Barré, necrosante aguda e encefalite pós-infecciosa (também conhecida como encefalomielite disseminada aguda) e convulsões febris.[22]

A miosite aguda é uma complicação rara e grave de gripe, porém a miosite transitória com elevação CPK é uma apresentação mais comum. Essa complicação é mais frequentemente observada em crianças infectadas pelo influenza B do que pelo A. Outras complicações de infecções de gripe menos comuns incluem miocardite, pericardite, rabdomiólise e sepse.[23,24]

Gripe A-H1N1 e Seu Impacto nas Unidades de Emergência Pediátrica ■ 87

O diagnóstico clínico da gripe A em crianças é difícil, especialmente em lactentes e crianças jovens. A suspeita clínica deve existir principalmente durante a época de aumento dos casos de influenza independentemente do estado vacinal da criança. A confirmação do diagnóstico de gripe A requer testes laboratoriais, mas não deve atrasar o início da terapia antiviral. A confirmação diagnóstica pode se estabelecer por isolamento viral, detecção de proteínas virais ou de RNA viral nas secreções do trato respiratório ou em outras amostras (líquido cerebrospinal (LCS), músculo ou tecido de biópsias, etc).

O PCR-RNA é o teste de diagnóstico para o vírus influenza mais utilizado, sendo o mais sensível (97%) e específico (100%) e com capacidade de diferenciar os tipos de influenza (A. ou B) e seus subtipos. É método rápido, de boa acurácia e, apesar do custo elevado, tem sido apontado como padrão-ouro para o diagnóstico de H1N1. O PCR é capaz de detectar estirpes de vírus da vacina viva atenuada durante o período da excreção viral (2 a 3 dias após a administração, podendo persistir por mais de 10 dias) e, por isso, é importante obter o histórico de vacinação da criança. Outro método diagnóstico empregado é a imunofluorescência direta ou indireta, de sensibilidade moderada (50-60%) e especificidade alta (90%), suficiente para distinguir entre os tipos de influenza (A ou B) e entre outros diferentes vírus respiratórios. Os testes de diagnóstico rápido fornecem resultados em 10 a 30 minutos, podem ser usados para confirmar a gripe, mas não para excluí-la, pois seu desempenho varia de acordo com a idade do paciente, duração da doença, tipo de amostra, prevalência de influenza na comunidade, tipo de vírus e concentração do vírus na amostra. A cultura viral geralmente não é utilizada na prática clínica, pois os resultados só estão disponíveis em 48 a 72 horas. No entanto, a cultura viral é útil para a vigilância da gripe e para confirmação dos resultados dos testes de triagem.[10,26-28]

O hemograma é inespecífico e parece não modificar as condutas médicas. Em população pediátrica ocorre mais linfocitose do que entre os adultos; por sua vez, a proteína C-reativa mostra-se mais elevada em grupos de adultos com gripe A. As hemoculturas só têm utilidade diante da suspeita de uma comorbidade bacteriana grave. As radiografias pulmonares variam entre achados considerados dentro da normalidade e o clássico padrão intersticial, difuso e centrífugo. A presença de foco de consolidação também é frequente, mas não é patognomônico de processo de etiologia bacteriana adjunto. Entre os casos mais graves, a presença de consolidações pulmonares ocorre na maioria das vezes.[5,17,26-28]

Em geral, os pacientes com enfermidades crônicas concomitantes à gripe A, principalmente, pneumopatias, neuropatias, imunossupressão e doenças metabólicas e/ou genéticas, além de terem um potencial de maior transmissibilidade da doença, também são considerados de maior risco para morbimortalidade. Estudos argentinos que avaliaram

## 88 ■ Série Brasileira de Medicina de Emergência

pacientes pediátricos com H1N1 de maior gravidade observaram que um terço deles tinha uma ou mais condições clínicas preexistentes, incluindo asma, imunossupressão, pneumopatias crônicas e desordem neurológica. Alguns autores destacam que enfermidades crônicas preexistentes em pacientes com gripe A-H1N1 são fatores de risco, inclusive para admissão em unidades de cuidados intensivos.[5,11,18,20]

Em quase todo o mundo, o oseltamivir é o principal agente antiviral recomendado e a única alternativa terapêutica é o zanamivir. Ambos estão disponíveis no Sistema Único de Saúde (SUS), que gerencia o Protocolo de Tratamento da Influenza do Ministério da Saúde no Brasil. O oseltamivir é uma pró-droga derivada do carboxilato de oseltamivir, um inibidor seletivo das enzimas neuraminidase (glicoproteínas de superfície) do vírus influenza. Mediante a inibição dessas enzimas, há prejuízo da entrada do vírus em células sadias e diminuição da liberação de partículas virais advindas de células infectadas e, consequentemente, diminuição da proliferação viral no organismo.[29-31]

Quando se analisam os estudos sobre o tratamento da gripe A com agentes antivirais, observa-se que os resultados são bastante contraditórios. Alguns deles indicam que o uso de antiviral no início do processo infeccioso parece diminuir o tempo de morbidade da doença e suas complicações. Os medicamentos antivirais seriam mais efetivos na redução da mortalidade quando administrados dentro das primeiras 48 horas após o início de sinais e sintomas clínicos em populações de adultos, todavia, sem nenhum efeito significativo em grupos pediátricos. Uma metanálise de ensaios clínicos controlados registra que o oseltamivir acelera o tempo de alívio de sintomas clínicos, reduz o risco de complicações do trato respiratório inferior e diminui a admissão hospitalar, ainda que esteja associado ao aumento de náuseas e vômitos. Outros estudos destacam que o uso de antivirais não altera a evolução da doença, nem sua gravidade, nem sua transmissão. Os estudos mais robustos sobre o tratamento da gripe A com oseltamivir mostraram somente alívio dos sintomas (redução do tempo variando entre 17 e 29 horas em população de adultos), sem os mesmos achados em populações pediátricas. O uso da medicação antiviral não mostrou benefícios quanto à profilaxia da gripe ou à ocorrência de pneumonias como complicação. Em crianças, o uso de oseltamivir parece não alterar a duração dos sintomas, nem reduzir a transmissão do vírus. Da mesma forma, também não altera a incidência de asma, otite ou sinusite. Assim, desde a pandemia de 2009, mesmo que o agente indicado pela OMS para o tratamento da influenza A seja o oseltamivir, há diversas questões sobre a sua eficácia que ainda precisam ser elucidadas. Os principais eventos adversos relacionados ao oseltamivir são náuseas, vômitos, cefaleia, síndromes renais e manifestações psiquiátricas.[28-37]

Outras medidas terapêuticas têm se mostrado relevantes na prática de cuidados com o paciente com gripe A-H1N1. Considerando a

Gripe A-H1N1 e Seu Impacto nas Unidades de Emergência Pediátrica ■ 89

heterogeneidade de sintomas e sinais, a presença de comorbidades e a sobreposição de complicações clínicas (destacadamente, as respiratórias), é bastante comum que estes pacientes recebam agentes β2-agonistas, corticosteroides, antibióticos e oxigenoterapia. Alguns estudos apontam que entre os pacientes pediátricos hospitalizados por gripe A-H1N1, a suplementação de oxigênio ocorre em até 82% deles, com um tempo médio de uso de 6 dias. Até o presente momento não foi encontrada nenhuma associação significativa entre a corticosteroideterapia e a mortalidade, mesmo nos casos mais graves.[2,5-9,12,20,32-38]

No mundo inteiro, entre os pacientes pediátricos com gripe A-H1N1, incluindo a pandemia de 2009, cerca de um quinto teve manifestações mais graves e diversos necessitaram cuidados de UTIP (5-20%) e de ventilação mecânica (3-17%). A letalidade observada tem variado de 1 a 5%. Na ocasião de pandemia, a taxa global de morte foi 1,1/100.000 crianças em comparação com 0,1/100.000 crianças da gripe sazonal em 2007. A maioria das mortes foram causadas por hipoxemia refratária em crianças de menos de 1 ano de idade, sendo que, muitos deles, tiveram pneumonia.[5,11,18]

A grande maioria desses pacientes tem uma apresentação clínica sem sinais de gravidade. Assim, é importante levar em consideração a potencial gravidade que cerca uma parcela dos pacientes com gripe A-H1N1, especialmente nos períodos de alerta epidemiológico e na sazonalidade dos meses frios. Pacientes mais jovens, portadores de enfermidade crônica, especialmente pneumopatia e neuropatia, e que não receberam a vacinação adequada contra a influenza A e que tenha a suspeita clínica de gripe A. Esses pacientes devem ter uma história clínica bastante detalhada (contatos, vacinas, sinais e sintomas) e um exame físico completo. Diante da suspeita, solicita-se pesquisa viral por PCR e inicia-se com oseltamivir. A radiografia de tórax também é recomendável, principalmente nos casos que se acompanham de manifestações respiratórias e para futuras comparações entre os exames de imagens. Os casos admitidos em sala de observação devem permanecer em isolamento respiratório e de contato. Recomenda-se a hidratação destes indivíduos, sem exageros. O oseltamivir frequentemente causa náuseas e vômitos, quando, então, se indicam o uso de acesso venoso, a hidratação intravenosa e a administração de ondansetron ou metoclopramida. Todos os pacientes devem ser monitorizados eletronicamente e controlados seus sinais vitais rotineiramente (saturação arterial de oxigênio, frequência cardíaca, frequência respiratória, pressão arterial e temperatura), diurese e estado de consciência.

O Ministério da Saúde do Brasil orienta que a quimioprofilaxia para os contatos com caso suspeito ou confirmado de gripe A é recomendada para pacientes com alto risco de complicações, especialmente os não vacinados, vacinados há menos de 2 semanas e aqueles com comorbidades e primovacinados.[32]

90 ■ Série Brasileira de Medicina de Emergência

O Advisory Committee on Immunization Practices (ACIP) da Academia Americana de Pediatria, percebendo a significativa morbidade da infecção por influenza, inclusive entre crianças previamente hígidas, desde 2002, passou a recomendar a vacinação contra gripe A-H1N1 para lactentes entre 6 e 24 meses, medida que foi mundialmente adotada. Na Europa, considerando as crianças como um grupo particularmente de risco elevado para gripe A, a recomendação é a mesma. Diversos estudos demonstram que a vacinação em população pediátrica teria um impacto substancial sobre a propagação do vírus da gripe e, portanto, não deveria ser subestimada. Além disso, a vacinação contra influenza em crianças parece estar relacionada com a redução da morbimortalidade por influenza em grupo de idosos. No Brasil, a Coordenação Geral do Programa Nacional de Imunizações (PNI) do Ministério da Saúde, desde 1999, orientava a vacinação sazonal para a faixa etária de 65 anos de idade; em 2000, passou a ser indicada para indivíduos acima de 60 anos de idade; em 2011, a recomendação provocou ampliação do Programa na rede pública, incluindo povos indígenas, trabalhadores da saúde, gestantes e crianças na faixa entre 6 e 24 meses.[1,11,15,30,31,32,36,39-42]

A maioria dos estudos reforça a necessidade de se prevenir a transmissão do vírus H1N1 mesmo no ambiente intra-hospitalar. A infecção por H1N1 adquirida no hospital está associada com tempo de internação mais prolongado, permanência em UTIP mais prolongada e duplicação das chances de mortalidade. A idade acima dos 4 anos, a ausência de vacinação contra H1N1 e a utilização de ventilação mecânica são fatores independentes relacionados com a infecção viral intra-hospitalar adquirida. As precauções contra a transmissão viral devem incluir exclusão de visitas, utilização de máscaras adequadas e higienização das mãos.[43]

Apesar do grande número de estudos sobre a influenza A, a cada ano, essa doença persiste como importante problema de saúde pública, acarretando situações de alerta em toda a população. Existe um grande viés entre os consensos quanto à eficácia do uso do tratamento com oseltamivir e sua real eficácia nos desfechos finais. O Ministério da Saúde do Brasil, porém destaca a importância de identificar precocemente os pacientes com maior risco de complicações e instituir as medidas terapêuticas necessárias. A gripe A H1N1 é uma enfermidade de considerável morbidade e, por isso, é essencial que sejam desenvolvidas estratégias para educar a população em geral, minimizar sua gravidade e orientar profissionais de saúde com a finalidade de reconhecer precocemente a doença, mas também para incentivar a aplicação maciça e precoce da vacina contra a gripe A H1N1, especialmente para os grupos considerados de risco, destacadamente portadores de pneumopatias e neuropatias crônicas.

Gripe A-H1N1 e Seu Impacto nas Unidades de Emergência Pediátrica ■ 91

# ■ Referências Bibliográficas

1. Portal da Saúde. Ministério da Saúde do Brasil. Disponível em: <http://portal. saude.gov.br/portal/saude/profisional/area.cfm?id_area=1650>. Acesso em 3 de julho de 2016.

2. Bautista E, Chotpitayasunondh T, Gao Z, et al. Writing Committee of the WHO Consultation on Clinical Aspects of Pandemic (H1N1) 2009 Influenza. Clinical aspects of pandemic 2009 influenza A (H1N1) virus infection. N Engl J Med 2010; 362:1708-19.

3. Garten RJ, Davis CT, Russell CA, et al. Antigenic and genetic characteristics of swine-origin 2009 A(H1N1) influenza viruses circulating in humans. Science. 2009;325(5937):197-201.

4. Miller E, Hoschler K, Hardelid P, et al. Incidence of 2009 pandemic infuenza A H1N1 infection in England: a cross-sectional serological study. Lancet. 2010;375(9720):1100-8.

5. Libster R, Bugna J, Coviello S, et al. Pediatric hospitalizations associated with 2009 pandemic influenza A (H1N1) in Argentina. N Engl J Med. 2010;362(1):45-55.

6. Oliveira W, Carmo E, Penna G, et al. Pandemic H1N1 influenza in Brazil: analysis of the first 34,506 notified cases of influenza-like illness with severe acute respiratory infection (SARI). Euro surveillance: European communicable disease bulletin. 2009; 14(42):pii=19362. Disponível em: http://www.eurosurveillance. org/ViewArticle.aspx?ArticleId=19362.

7. Cauchemez S, Donnelly CA, Reed C, Ghani AC, Fraser C, Kent CK, et al. Household transmission of 2009 pandemic infuenza A (H1N1) virus in the United States. N Engl J Med. 2009;361(27):2619-27.

8. Gordon A, Saborío S, Videa E, et al. Clinical attack rate and presentation of pandemic H1N1 influenza versus seasonal influenza A and B in a pediatric cohort in Nicaragua. Clin Infect Dis 2010;50:1462-7.

9. Silvennoinen H, Peltola V, Lehtinen P, et al. Clinical presentation of influenza in unselected children treated as outpatients. Pediatr Infect Dis J 2009;28:372-5.

10. Harper SA, Bradley JS, Englund JA, et al. Seasonal influenza in adults and children--diagnosis, treatment, chemoprophylaxis, and institutional outbreak management: clinical practice guidelines of the Infectious Diseases Society of America. Clin Infect Dis 2009;48:1003-32.

11. Caprotta G, Gonzalez Crotti P, Primucci Y, et al. Influenza A H1N1 respiratory infection in an intensive care unit in Argentina. An Pediatr (Barc) 2010;72:62-66.

12. Lee N, Chan PK, Lui GC, et al. Complications and outcomes of pandemic 2009 Influenza A (H1N1) virus infection in hospitalized adults: how do they differ from those in seasonal influenza? J Infect Dis 2011; 203:1739-47.

13. Dawood FS, Jain S, Finelli L, et al. Emergence of a novel swine-origin influenza A (H1N1) virus in humans. N Engl J Med 2009; 360 (25):2605-15.

14. Jackson ML, France AM, Hancock K, et al. Serologically confirmed household transmission of 2009 pandemic influenza A (H1N1) virus during the first pandemic wave--New York City, April-May 2009. Clin Infect Dis 2011; 53:455-62.

15. Cieslak K, Szymanski K, Kowalczyk D, Brydak LB. Influenza and influenza-like viruses in children in the epidemic season 2015/2016 in Poland. Advs Exp. Medicine, Biology - Neuroscience and Respiration. doi 10.1007/5584_2016_178.

16. World Health Organization. Information about infuenza (Seasonal), 2014. Disponível em: https://www.who.int/entity/ mediacentre/factsheets/fs211/en/ index.html. Acesso em 12/02/2017.

## 92 ■ Série Brasileira de Medicina de Emergência

17. Lee IK, Liu JW, Wang L, et al. 2009 pandemic Influenza A (H1N1): clinical and laboratory characteristics in pediatric and adult patients and in patients with pulmonary involvement. Influenza Other Respir Viruses 2012; 6:e152-e161.
18. Da Dalt L, Chillemi C, Cavicchiolo ME, et al. Pandemic influenza A (H1N1v) infection in pediatric population: a multicenter study in a North-East area of Italy. Ital J Pediatr. 2011; 37:24-30.
19. Glezen WP. Prevention of acute otitis media by prophylaxis and treatment of influenza virus infections. Vaccine 2000; 19 Suppl 1:S56-8.
20. Dawood FS, Chaves SS, Pérez A, et al. Complications and associated bacterial coinfections among children hospitalized with seasonal or pandemic influenza, United States, 2003-2010. J Infect Dis 2014; 209:686-94.
21. Grose C. The puzzling picture of acute necrotizing encephalopathy after influenza A and B virus infection in young children. Pediatr Infect Dis J 2004; 23:253-54.
22. Wilking AN, Elliott E, Garcia MN, et al. Central nervous system manifestations in pediatric patients with influenza A H1N1 infection during the 2009 pandemic. Pediatr Neurol 2014; 51:370-376.
23. Mall S, Buchholz U, Tibussek D, et al. A large outbreak of influenza B-associated benign acute childhood myositis in Germany, 2007/2008. Pediatr Infect Dis J 2011; 30:e142-6.
24. Kumar K, Guirgis M, Zieroth S, et al. Influenza myocarditis and myositis: case presentation and review of the literature. Can J Cardiol 2011; 27:514-22.
25. Dawood FS, Fiore A, Kamimoto L, et al. Influenza-associated pneumonia in children hospitalized with laboratory-confirmed influenza, 2003-2008. Pediatr Infect Dis J 2010; 29:585-90.
26. Ginocchio CC, Zhang F, Manji R, et al. Evaluation of multiple test methods for the detection of the novel 2009 influenza A (H1N1) during the New York City outbreak. J Clin Virol 2009; 45:191-95.
27. Daum LT, Canas LC, Schadler CA, et al. A rapid, single-step multiplex reverse transcription-PCR assay for the detection of human H1N1, H3N2, and B influenza viruses. J Clin Virol 2002; 25:345-50.
28. Chartrand C, Leeflang MM, Minion J, et al. Accuracy of rapid influenza diagnostic tests: a meta-analysis. Ann Intern Med 2012; 156:500-11.
29. Dobson J, Whitley RJ, Pocock S, et al. Oseltamivir treatment for influenza in adults: a meta-analysis of randomised controlled trials. The Lancet 2015; 9979: 1729-37.
30. Jefferson T, Jones M, Doshi P, et al. Oseltamivir for influenza in adults and children: systematic review of clinical study reports and summary of regulatory comments. BMJ 2014; 348:g2545.
31. Jefferson T, Jones MA, Doshi P, et al. Neuraminidase inhibitors for preventing and treating influenza in healthy adults and children. Cochrane Database Syst Rev2014;4:CD008965.
32. Ministério da Saúde do Brasil. Secretaria de Vigilância em Saúde. Departamento de Vigilância das Doenças Transmissíveis. Protocolo de tratamento de Influenza: 2015. Ministério da Saúde, 2014. Disponível em: <http://www.saude.rs.gov.br/upload/1459769314_Protocolo%20de%20Tratamento%20de%20Influenza%202015.pdf>. Acesso em: 03 de julho de 2016.
33. Muthuri SG, Venkatesan S, Myles PR, et al. Effectiveness of neuraminidase inhibitors in reducing mortality in patients admitted to hospital with influenza A H1N1pdm09 virus infection: a meta-analysis of individual participant data. Lancet Respir Med 2014;2:395-404.

Gripe A-H1N1 e Seu Impacto nas Unidades de Emergência Pediátrica ■ 93

34. Muthuri SG, Myles PR, Venkatesan S, et al. Impact of neuraminidase inhibitor treatment on outcomes of public health importance during the 2009–2010 influenza A(H1N1) pandemic: a systematic review and meta-analysis in hospitalized patients. J Infect Dis 2013;207:553-63.

35. Nguyen-Van-Tam JS, Venkatesan S, Muthuri SG, et al. Neuraminidase inhibitors: who, when, where? Clin Microbiol Infect 2015;21:222-5.

36. Pando R, Drori Y, Friedman N, et al. Influenza A(H1N1) pdm 2009 and influenza B virus co-infection in hospitalized and non-hospitalized patients during the 2015–2016 epidemic season in Israel. Journal of Clinical Virology 2017;88:12-16.

37. Miller E, Hoschler K, Hardelid P, et al M. Incidence of 2009 pandemic infuenza A H1N1 infection in England: a cross-sectional serological study. Lancet 2010;375:1100-8.

38. Delaney JW, Pinto R, Long J, et al. The influence of corticosteroid treatment on the outcome of influenza A(H1N1pdm09)-related critical illness. Crit Care 2016; 20:75-85.

39. Reichert TA, Sugaya NS, Fedson DS. The Japanese experience with vaccinating school children against infuenza. N Engl J Med 2001;43:889-896.

40. American Academy of Pediatrics (AAP), 2016. AAP backs new ACIP recommendation on infuenza vaccine. Disponível em: <https://www.aappublications.org/news/2016/06/22/InfuenzaVaccine062216>. Acesso em 12 de fevereiro de 2017.

41. Epimeld, 2016. Preventive vaccinations in Poland. Disponível em: <https://www.old.pzh.gov.pl/oldpage/epimeld/index_p.html#05>. Accesso em 12 de fevereiro de 2017.

42. Alfelali M, Barasheed O, Tashani M, et al. Changes in the prevalence of infuenza-like illness and infuenza vaccine uptake among Hajj pilgrims: a 10-years retrospective analysis of data. Vaccine 2015;33:2562–69.

43. Álvarez-Lerma F, Marín-Corral J, Vilà C, et al. Characteristics of patients with hospital-acquired influenza A (H1N1)pdm09 virus admitted to the intensive care unit. J Hosp Infect 2017;95:200-06.

# Capítulo 9

# Coqueluche é Coisa do Passado?

Juarez Cunha
Denise Chaves

Iniciamos este capítulo já respondendo à pergunta do título. Infelizmente não, coqueluche não é coisa do passado.

A coqueluche, ou "tosse comprida", é uma doença altamente infecciosa, geralmente causada pela *Bordetella pertussis* e prevenível por vacina.[1,2] Apresenta-se com uma fase inicial chamada catarral, seguida de tosse irritativa que pode se tornar paroxística e prolongada, com duração de 2 a 3 meses ou mais. Em crianças, o quadro é mais característico pelo guincho e vômitos causados pela tosse, sendo que em lactentes pequenos pode levar à apneia.[1,2] Em crianças maiores e adultos, por não apresentarem o quadro clássico, mas somente tosse persistente e prolongada, a hipótese diagnóstica de coqueluche pode não ser pensada.[3]

Esses casos sem diagnóstico e, consequentemente, sem tratamento, possibilitam a contaminação de outras pessoas, em especial crianças nos primeiros meses de vida, quando ainda não estão protegidas pelas vacinas.[4]

Nos últimos anos, a doença voltou a ser um problema de saúde pública, com importante repercussão na morbimortalidade de crianças, principalmente nos lactentes pequenos. Entenderemos melhor essa situação revisando mais adiante alguns aspectos da doença e a utilização da vacina no Brasil.

No início da década de 1970, foi implantado no Brasil pelo Ministério da Saúde o Programa Nacional de Imunização (PNI). Desde então, uma das vacinas recomendadas para a rotina de vacinação da criança é a tríplice bacteriana: difteria; tétano; e pertussis (células inteiras) – a chamada DTP.[5,6] O PNI é um dos programas de saúde pública mais exitosos do Brasil e, historicamente, tem conseguido ótimas coberturas vacinais, principalmente na população pediátrica. Esse sucesso pode ser comprovado com a diminuição significativa na incidência das doenças cujas vacinas fazem parte das recomendações dos calendários vacinais de rede pública do Brasil, entre elas a coqueluche.[5,6]

96 ■ Série Brasileira de Medicina de Emergência

Porém, a partir de 2010, observa-se recrudescimento mundial dessa doença por uma série de motivos: proteção conferida pela vacina e/ou doença não tão prolongada como se imaginava; as vacinas com o componente pertussis acelular apresentarem menor eficácia e menor tempo ainda de proteção quando comparadas às vacinas de células inteiras; alterações genéticas da bactéria tornando-as menos suscetíveis às vacinas, entre outros.[3,6,7] Um aspecto que deve ser salientado e pode ter contribuído para o aumento das notificações da doença é o avanço tecnológico significativo nos métodos diagnósticos, como a utilização da reação de em cadeia da polimerase (PCR) e PCR em tempo real (RT-PCR). Outro é a característica cíclica dessa doença, com a ocorrência de picos epidêmicos a cada 3 a 5 anos.[3,6]

## ■ Coqueluche

### Epidemiologia

No Brasil, a vigilância da coqueluche é universal, sendo a doença contemplada na Lista Nacional de Doenças de Notificação Compulsória, da Portaria Ministerial n° 204, de 17 de fevereiro de 2016.

Desde a década de 1990, verifica-se significativa redução na incidência dos casos de coqueluche no Brasil.[6,8] Isso decorre da ampliação das coberturas vacinais com esses imunobiológicos: difteria, tétano e pertussis (tríplice bacteriana, DTP), adicionando-se a vacina *Haemophilus influenzae* do tipo b, formando a tetra bacteriana (DTP+Hib) e, mais recentemente, combinando também às anteriores a vacina hepatite B, na chamada penta Brasil (DTP+Hib+HepB). Com altas coberturas vacinais na década de 2000, a incidência variou de 0,7 caso/100 mil habitantes em 2004, a 0,3 caso/100 mil habitantes, em 2010. Porém, a partir de 2011, mesmo com as coberturas vacinais se mantendo altas, observa-se um aumento considerável do número de casos com uma incidência que chega a 4,0/100 mil habitantes em 2014.[6,8]

Em 2015, foram notificados 10.487 casos suspeitos de coqueluche no Sistema Nacional de Agravos de Notificação (SINAN), sendo 28,2% (2.955) confirmados. Dos confirmados, 25,0% (738) casos foram encerrados pelo critério laboratorial. O grupo etário mais acometido pela coqueluche foi o de menores de 1 ano de idade, com 62,6% dos casos, sendo a grande maioria destes menores de 6 meses (88,6%). A incidência de casos de coqueluche é mais elevada nos menores de 1 ano de idade (64,2 casos/100 mil habitantes).[8] É difícil avaliar as incidências em outras faixas etárias exatamente pelo não diagnóstico e pela não notificação.

Em 2015, ocorreram 35 óbitos entre os casos confirmados por coqueluche, com 94,3% (33) em menores de 6 meses de idade. A letalidade por coqueluche no Brasil alcançou 1,2% e é mais elevada nos menores de 6 meses de idade. A Organização Mundial da Saúde (OMS) estima a ocorrência de 300 mil óbitos anualmente na população mundial, com letalidade de aproximadamente 4%.[8]

Sabemos que os números oficiais são muito mais baixos que a realidade. Para termos a doença em lactentes, quem transmite são as outras crianças, adolescentes e adultos, que deveriam, portanto, ser em número bem maior na notificação.

## Modo de transmissão

A transmissão dá-se pelo contato direto com as gotículas das secreções respiratórias de um indivíduo infectado, principalmente na fase catarral. Também pode ocorrer transmissão indireta por meio de objetos que tenham estado em contato recente com essas secreções. O período de incubação varia de 6 a 20 dias e os casos são infecciosos 6 dias antes a 3 semanas após o início do quadro paroxístico. Estudos de casos de coqueluche na infância indicam que membros da família, principalmente os irmãos e pais, foram identificados como fonte da infecção na maioria dos casos.[1,2,3]

## Quadro clínico

A coqueluche tem duração de aproximadamente 6 a 12 semanas e apresenta três estágios clínicos:[2,6,8]

- **Fase catarral**, com duração de 7 a 14 dias: cursa com rinorreia, lacrimejamento, febre baixa, e no final desta fase inicia-se a tosse seca.
- **Fase paroxística**, com duração de uma a quatro semanas: cursa com 5-10 episódios de tosse durante uma expiração, guincho na inspiração forçada, vômitos pós-tosse, paroxismos em torno de 30 episódios a cada 24 h (espontâneos ou por estímulo). Durante o paroxismo pode ocorrer cianose, olhos salientes, salivação, lacrimejamento e distensão das veias do pescoço. Normalmente, a criança fica assintomática entre os episódios de tosse.
- **Fase de convalescença**, com duração de 1 a 2 semanas: cursa com diminuição da frequência e gravidade da tosse. Neste período, o epitélio do paciente fica susceptível e podem ocorrer paroxismos novamente se o paciente apresentar uma infecção respiratória concomitante.

## Complicações

A coqueluche pode complicar com broncopneumonia, hemorragia subconjuntival, vômitos impossibilitando uma adequada ingesta, perda de peso, dano cerebral por hipóxia. Pode levar à morte, principalmente lactentes menores de 6 meses.[1,2,3,4]

# 98 ■ Série Brasileira de Medicina de Emergência

## Prevenção

A base da prevenção da coqueluche é a imunização ativa, com as vacinas, aliada à quimioprofilaxia de determinados contatos.[9]

### Vacinas coqueluche

A série básica da vacina coqueluche na rotina da infância é três doses, aos 2, 4 e 6 meses de idade. Sendo recomendadas mais duas doses de reforço na criança, a primeira aos 15 meses e a segunda entre 4 e 6 anos de idade.[10-14]

A Sociedade Brasileira de Imumizações (SBIm) e a Sociedade Brasileira de Pediatria (SBP) recomendam mais uma dose de reforço na adolescência: aos 9 a 10 anos (SBIm) e 14 anos (SBP), com formulações próprias para a idade.[12,13]

A estratégia considerada de maior impacto em prevenir a doença em lactentes menores de 6 meses é a de vacinar a gestante, em cada gravidez, com a vacina dTpa (tríplice acelular para uso em adolescentes e adultos)[16,17], a partir de 20 semanas de gestação.[18,19] Essa prática, já incorporada pelo PNI desde 2014, se mostrou segura para o binômio mãe/bebê e eficaz em evitar a doença por meio da transferência transplacentária de anticorpos maternos para o feto.[16,19] Além, é claro, de proteger a mãe que é uma das principais fontes de contaminação para seu filho. Dose única se a gestante for vacinada previamente (três doses básicas, independentemente do tempo que se passou). Se não vacinada ou vacinação incompleta, completar o esquema com a vacina dupla adulto: difteria e tétano, a dT.[5,13]

Importante ressaltar que a vacina dTpa também está disponível na rede pública para puérperas que não receberam a vacina durante a gestação e para alguns profissionais da saúde, como aqueles que trabalham em emergências pediátricas e na neonatologia.[8,10]

Infelizmente a cobertura vacinal de gestantes com a dTpa no Brasil ainda está muito baixa, sendo fundamental o estímulo e disseminação da informação sobre essa recomendação, em especial entre os ginecologistas e obstetras.

Vacinas com o componente pertussis para uso em menores de 7 anos de idade:

- DTP, DTP+Hib+HepB – com componente pertussis de células inteiras
- DTPa, DTPa+VIP, DTPa+VIP+Hib+HepB – com o componente pertussis acelular.

Vacinas com o componente pertussis acelular para uso em maiores de 7 anos de idade: dTpa e dTpa+VIP.

## Quimioprofilaxia em comunicantes

Definição de comunicante[1,3]

- Comunicante de contato íntimo – é qualquer pessoa exposta a contato próximo e prolongado no período de até 21 dias antes do início dos sintomas da coqueluche e até 3 semanas após o início da fase paroxística.
- Contatos íntimos – são os membros da família ou pessoas que vivem na mesma casa ou que frequentam habitualmente o local de moradia do caso. São também comunicantes aqueles que passam a noite no mesmo quarto, como pessoas institucionalizadas e trabalhadores que dormem no mesmo espaço físico. Outros tipos de exposições podem definir novos comunicantes, como no caso de situações em que há proximidade entre as pessoas (±1m) na maior parte do tempo e rotineiramente (escola, trabalho ou outras circunstâncias que atendam a esse critério). Algumas situações podem requerer julgamento específico para a indicação de quimioprofilaxia, especialmente se há grupos vulneráveis envolvidos. Os antibióticos de eleição, tanto para o tratamento como para a quimioprofilaxia, são os macrolídeos, preferencialmente a azitromicina.

A quimioprofilaxia deve ser indicada:[3,9]

1 Independentemente da vacinação, mas até 21 dias do início da tosse no caso index, para todos contactantes domiciliares e contactantes próximos (creches).

2 Após 21 dias do início da tosse no caso index somente para os de alto risco, como lactentes, gestantes e contactantes de lactentes.

## Diagnóstico laboratorial

A coqueluche pode ser fortemente suspeitada pela história e sua apresentação clínica. No entanto, a comprovação diagnóstica faz-se necessária com finalidade epidemiológica.

O **hemograma** com uma contagem leucocitária maior ou igual a 20.000 leucócitos/mm³ com mais de 50% de linfócitos pode ser considerado uma forte indicação de coqueluche.[24]

A radiografia **de tórax** não é necessária, a menos que haja suspeita clínica de pneumonia. Os achados radiológicos variam desde padrão normal até atelectasias ou infiltrados peri-hilares discretos.[24,25]

Para um diagnóstico acurado de infecção causada pela *Bordetella pertussis*, dispomos de diferentes testes diagnósticos: cultura; DFA (*direct fluorescent antibody*); PCR; e sorologia.

# 100 ■ Série Brasileira de Medicina de Emergência

- **Cultura**: método considerado de alta especificidade para o diagnóstico, mas com diversos fatores influenciando sua sensibilidade (30-60%). Deve ser obtida amostra de aspirado profundo de nasofaringe ou *swab*, dentro das primeiras 2 a 3 semanas do início da tosse. A sensibilidade é baixa em pacientes vacinados, naqueles usando antimicrobianos ou se coletado após 3 semanas de tosse. Se negativa, não afasta a doença. Demora de 7 a 10 dias. Seu uso é de importância epidemiológica para vigilância de sensibilidade da bactéria aos macrolídeos. [9,22]
- **DFA**: realizada por meio de *swab* de nasofaringe dos pacientes suspeitos. Visualiza via microscopia fluorescente anticorpos direcionados contra *B. pertussis*. É um teste rápido, mas de baixa especificidade e sensibilidade, necessitando sempre de um segundo método comprobatório.[22]
- **Sorologia**: frequentemente usada para confirmar o diagnóstico clínico de coqueluche, sendo um método de boa especificidade. Necessita amostras pareadas, em que os títulos da segunda amostra, coletados de 2 a 4 semanas após a primeira, requerem um aumento significativo (maior que quatro vezes). Portanto, a confirmação diagnóstica é tardia. Este método não é usado para lactentes e para aqueles imunizados há menos de 2 anos, sendo efetivo para adolescentes e adultos.[22]
- **PCR/RT-PCR**: método mais fácil e sensível para o diagnóstico. Pode ser realizado na mesma amostra da cultura. Sua especificidade é maior que 95% e o resultado é rápido (até 48 h). Sua sensibilidade é diminuída em pacientes vacinados. Como o teste de PCR detecta bactérias mortas e vivas, pode haver resultado falso-positivo (detecção de bactéria morta que causou infecção passada recente).[9]

## ■ Tratamento

O início precoce do tratamento com antibióticos, especialmente para lactentes, parece diminuir a severidade da doença assim como o número de complicações. O CDC recomenda considerar-se o início do tratamento antes mesmo dos testes diagnósticos se houver forte suspeita clínica naquele grupo de pacientes de risco para doença severa ou complicada, como os lactentes, por exemplo. A evolução da doença só é modificada pelo antimicrobiano iniciado na fase catarral. Quando iniciado tardiamente, só evita que o paciente siga transmitindo a doença.

Deve ser administrado um curso de antibiótico para todos contatos íntimos dentro de 3 semanas de exposição, especialmente nos ambientes de alto risco.

O objetivo do tratamento é a erradicação da *B. pertussis* da nasofaringe, reduzindo-se a transmissão da doença. [26]

Coqueluche é Coisa do Passado? ■ 101

Os agentes antimicrobianos usados para o tratamento ou quimioprofilaxia da coqueluche são os macrolídeos (azitromicina, claritromicina, eritromicina) ou sulfametoxazol-trimetoprima. A escolha do agente deve considerar os potenciais efeitos adversos e interações medicamentosas, tolerabilidade, aderência e custo (**Tabela 9.1**).[9,26]

**Tabela 9.1** Tratamento e a profilaxia da coqueluche

| Idade | Doses Recomendadas | | | Alternativa |
|---|---|---|---|---|
| | Azitromicina | Eritromicina | Clindamicina | SMT+TMP |
| < 1 mês | 10 mg/kg/d, 1 ×/d por 5 dias | 40-50 mg/kg/d, 4 ×/d por 14 dias* | Não recomendada | Contraindicada em menores de 2 meses |
| 1 a 5 meses | Ver acima | Ver acima | 15 mg/kg/dia, 2 ×/d por 7 dias | 2 meses: TMP 8 mg/kg/d, 2 ×/dia por 14 dias. |
| > 6 meses | 10 mg/kg/d, 1 ×/d por 5 dias | 40-50 mg/kg/d, 4 ×/d por 14 dias | Ver acima (máx 1 g/d) | Ver acima |
| Adolescentes/Adultos | 500 mg, 1 ×/d por 5 dias | 500 mg, 4 ×/d por 14 dias | 500 mg, 2 ×/d por 7 dias | TMP 160 mg 2 ×/d por 14 dias |

*Em menores de 1 mês, preferir azitromicina pelo risco de estenose hipertrófica de piloro com eritromicina. Fonte: Motta F, Cunha J. Coqueluche: revisão atual de uma antiga doença. BolCientPediatr. 2012;01(2):42-6.

## ■ Referências Bibliográficas

1. American Academy of Pediatrics. Red Book: 2015 Report of the Committee on Infectious Diseases. 30th ed. Elk Grove Village, IL: American Academy of Pediatrics Publications; 2015.
2. Brasil. Ministério da Saúde. Secretaria de Vigilância em Saúde. Coordenação-Geral de Desenvolvimento da Epidemiologia em Serviços. Guia de Vigilância em Saúde / Ministério da Saúde, Secretaria de Vigilância em Saúde, Coordenação-Geral de Desenvolvimento da Epidemiologia em Serviços. Brasília: Ministério da Saúde, 2016.
3. Centers for Disease Control and Prevention. Epidemiology and Prevention of Vaccine-Preventable Diseases The Pink Book: Course Textbook - 13 ed., 2015.
4. Cunha J, Krebs LS, Barros E. Vacinas e imunoglobulinas: consulta rápida. Porto Alerge: Artmed; 2009.
5. Brasil. Ministério da Saúde. Secretaria de Vigilância em Saúde. Departamento de Vigilância das Doenças Transmissíveis. Manual de Normas e Procedimentos para Vacinação / Ministério da Saúde, Secretaria de Vigilância em Saúde, Departamento de Vigilância das Doenças Transmissíveis. Brasília: Ministério da Saúde, 2014.
6. Brasil. Ministério da Saúde. Secretaria de Vigilância em Saúde. Departamento de Vigilância das Doenças Transmissíveis. Coqueluche no Brasil: análise da situação epidemiológica de 2010 a 2014. BolEpidemiol. 2015;46(39):1-8.

# 102 ■ Série Brasileira de Medicina de Emergência

7. DeAngelisH, Scarpino SV, Fitzpatrick MC et al. Epidemiological and Economic Effects of Priming With the Whole-Cell Bordetella pertussis Vaccine. JAMA Pediatr. 2016 May 1;170(5):459-65. doi: 10.1001/jamapediatrics. 2016.0047.

8. Brasil. Ministério da Saúde. Secretaria de Vigilância em Saúde. Departamento de Vigilância das Doenças Transmissíveis. Situação epidemiológica da coqueluche, Brasil, 2015. BolEpidemiol. 2016;47(32):1-9.

9. Motta F, Cunha J. Coqueluche: revisão atual de uma antiga doença. BolCientPediatr. 2012;01(2):42-6.

10. Brasil. Ministério da Saúde. Calendário nacional de vacinação 2017. Disponível em: <http://portalsaude.saude.gov.br/index.php/o-ministerio/principal/leia-mais-o-ministerio/197-secretaria-svs/13600-calendario-nacional-de-vacinacao>. Acesso em 27 de março de 2017.

11. Centers for Disease Control and Prevention Immunization Schedules. Disponível em: <https://www.cdc.gov/vaccines/schedules/index.html. Acesso em 27 de março de 2017>.

12. Centers for Disease Control and Prevention. General Recommendations on Immunization: Recommendations of the Advisory Committee on Immunization Practices (ACIP). MMWR 2011;60(No. RR-02)

13. Sociedade Brasileira de Imunizações – SBIM. Calendários de vacinação 2016-2017. Disponível em: <http://sbim.org.br/calendarios-de-vacinacao>. Acesso em 27/03/2017.

14. Sociedade Brasileira de Pediatria – SBP. Calendários de vacinação 2016. Disponível em: <http://www.sbp.com.br/src/uploads/2016/08/Calendario-Vacinacao-2016-19out16.pdf>. Acesso em 27 de março de 2017.

15. Centers for Disease Control and Prevention. Vaccines and Preventable Diseases: Pertussis (Whooping Cough) Vaccination, 2013. Disponível em: <http://www.cdc.gov/vaccines/vpd-vac/pertussis/default.htm>. Acesso em 27 de março de 2017.

16. Dabrera G et al. A case-control study to estimate the effectiveness of maternal pertussis vaccination in protecting newborn infants in England and Wales, 2012-2013.Clin Infect Dis. 60(3):333-7, 1 Feb 2015.

17. Donegan K, Safety of pertussis vaccination in pregnant women in UK: observational study, BMJ, 2014;349:g4219.

18. Eberhardt C, Maternal Immunization earlier in pregnancy maximises antibody transfer and expected infant seropositivity against pertussis, Clinical Infectious Diseases, Volume 62, Issue 7, p829-836, 20 January 2016.

19. Public Health England (2016) Immunisation against infectious diseases: Pertussis Chapter 24. Disponível em: <https://www.gov.uk/government/collections/immunisation-against-infectious-disease-the-green-book>. Acesso em 27 de março de 2017.

20. Subaiya S; Dumolard L, Lydon P. et al., Global Routine Vaccination Coverage, 2014. MMWR Morb Mortal Wkly Rep 2015;64 (44);1252-1255.

21. Cherry JD. Pertussis in Young Infants Throughout the World. Clin Infect Dis 2016;63:S119-22.

22. Zlamy M. Rediscovering Pertussis. Frontiers in Pediatrics 2016; 4(62):1-10.

23. Bellettini CV, Oliveira AW, Tusset C, Baethgen LF, Amantéa SL, Motta F, Gasparotto A, Andreolla HF, Pasqualotto AC. Clinical, laboratorial and radiographic predictors of Bordetella pertussis infection. Rev Paul Pediatr. 2014; 32(4):292-98.

24. Mackey JE, Wojcik S, Long R, Callahan JM, Grant WD. Predicting pertussis in a pediatric emergency department population. Clin Pediatr (Phila). 2007 Jun;46(5):437-40.
25. Marconi GP, Ross LA, Nager AL. An upsurge in pertussis: epidemiology and trends. Pediatr Emerg Care. 2012 Mar;28(3):215-9.
26. Kline JM, Lewis WD, Smith EA, Tracy LR, Moerschel SK. Pertussis: a reemerging infection. Am Fam Physician. 2013 Oct 15; 88(8):507-14.

# Capítulo 10

## As Potencialidades do Uso do Ultrassom à Beira do Leito nas Emergências Pediátricas

Ana Claudia Tonelli de Oliveira
Bianca Domingues Bertuzzi
Daniel Fontana Pedrollo
Márcio da Silveira Rodrigues

O uso do ultrassom para avaliar pacientes à beira do leito, realizado pelo médico que assiste ao paciente, tem sido apoiado pela literatura e, nas últimas duas décadas, passou de mero *screening* no trauma a método revolucionário amplamente utilizado por quase todas as especialidades para diagnosticar, monitorar ou guiar procedimentos.[1] Por ser portátil, custo-efetivo e necessitar de poucos recursos de infraestrutura e manutenção, o ultrassom à beira do leito assume importante papel não só nos hospitais terciários, mas também em ambientes onde os recursos para diagnóstico de imagem são limitados. Especialmente nestes locais, o uso do ultrassom provê informação com significativo impacto nos desfechos dos pacientes e pode mudar a forma como a medicina é praticada.[2]

A emergência pediátrica tem sido parte deste movimento desenvolvendo protocolos para avaliação do trauma, da dispneia, da dor abdominal e de queixas musculoesqueléticas. Pode-se dizer que a motivação para o uso do ultrassom à beira do leito em crianças é ainda maior, pois não há emissão de radiação ionizante, fator especialmente importante para esta faixa etária.

Este capítulo descreverá o uso do ultrassom à beira do leito com foco na avaliação de dispneia em pacientes pediátricos. Abordaremos a técnica, o exame normal e as principais alterações. Inicialmente, conceituaremos alguns conhecimentos básicos para o uso do ultrassom à beira do leito e, depois, passaremos a avaliação pulmonar, avaliação da cardíaca focada, da veia cava inferior e das veias dos membros inferiores. Essas são as principais avaliações nas situações de emergência respiratória. É importante ressaltar que este capítulo não tem a pretensão de ensinar a realização da ecografia à beira do leito, algo que exige treinamento, supervisão e prática dentro de um currículo preestabelecido. Ao final do capítulo preparamos uma

# 106 ■ Série Brasileira de Medicina de Emergência

sessão chamada "juntando tudo" na qual três casos são apresentados utilizando os conhecimentos abordados no capítulo.

## ■ Princípios do Ultrassom

Ultrassom é o som cuja frequência ultrapassa a capacidade de audição pelo ouvido humano e é superior a 20.000 Hertz (20Kz). Há dois tipos de ultrassom na prática médica: o terapêutico, cujo princípio é a geração de calor por meio de uma faixa de frequência mais baixa e o ultrassom diagnóstico, que não gera calor perceptível e cujas frequências são em milhões de Hertz (MHz). Os transdutores, ou sondas, de ultrassom diagnóstico, apresentam cristais com propriedades piezoelétricas (transformam energia elétrica em ondas mecânicas e vice-versa) que vibram na faixa de MHz. Frequências consideradas baixas, como 2-5 MHz, apresentam maior alcance em profundidade, porém resultam em imagens com menor definição; e frequências mais altas, de 6-10 MHz apresentam melhor resolução da imagem, porém com menor alcance em profundidade. Esses conceitos são importantes para a escolha do tipo de transdutor a ser usado nos exames, conforme as estruturas que necessitam ser estudadas sejam mais superficiais ou mais profundas.

O ultrassom tem boa penetração em estruturas com conteúdo líquido e órgãos sólidos, mas não penetra bem no osso e no ar, por esse motivo é limitado na avaliação de estruturas internas ao crânio (exceto lactentes cujas fontanelas servem como janelas acústicas) e para avaliação de órgãos ocupados por grandes quantidades de ar, como estômago e intestinos. Os líquidos (sangue, urina, bile, ascite ou derrame pleural) são anecoicos e aparecem pretos na tela do equipamento de ultrassom. Essa é uma das características mais importantes, pois torna o ultrassom muito útil para detectar líquidos e diferenciar vasos e cistos. Já os ossos, os cálculos e estruturas calcificadas aparecem como estruturas hiperecogênicas (brancas), produtoras de sombra acústica (outro artefato importante). A **Figura 10.1** ilustra a tela de um aparelho de ultrassom ligado. Atenção para *footprint* do transdutor e para o marcador de orientação da tela que coincide com o marcador do transdutor.

## ■ Modos do Ultrassom

- **Modo B** – (*Brightness*) ou 2D (duas dimensões) – converte a amplitude das ondas de ultrassom em imagem usando escala de cinza, preto e branco. Cada tom de cinza representa a amplitude ou a força de retorno da onda do meio examinado.
- **Modo M** – (movimento) – onda de ultrassom que avaliará os tecidos ao longo do tempo, ou seja, no plano vertical avaliam-se as estruturas com a onda de ultrassom e, no eixo horizontal, o

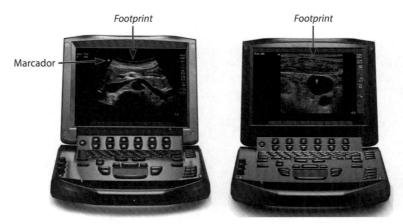

**Figura 10.1** Tela do ultrassom. As setas indicam o footprint de transdutor conectado e a orientação padronizada à esquerda da tela. A convexidade no topo da imagem à esquerda significa que o transdutor abdominal está sendo utilizado. O formato retilíneo do topo da imagem à direita significa que o transdutor linear está sendo utilizado. Fonte: Acervo pessoal.

tempo. É o modo ideal para avaliar estruturas com movimento. Pode ser usado em conjunto com o modo B.
- **Modo D** – (Doppler) – modalidade de imagem que se baseia no princípio físico Doppler. Serve para diferenciar o movimento de ondas de ultrassom que se aproximam ou se afastam do transdutor. Pode ser representado por cores (Doppler colorido), útil para identificar presença de fluxo em estruturas, ou por curvas de fluxo (Doppler espectral), que podem ser usadas para diferenciar fluxo venoso de arterial, por exemplo. O *power* Doppler é uma forma de Doppler colorido sensível a estruturas de baixo fluxo. Nessa modalidade, não é possível identificar a direção do fluxo.

## ■ Tipos de Transdutores

Há vários tipos de transdutores, com diferentes aplicabilidades. Os mais frequentemente utilizados para avaliação à beira do leito estão representados na **Figura 10.2**. Observe-se que todo transdutor apresenta um marcador que coincide com o marcador da tela (**Figura 10.3**).

## ■ Obtenção da Imagem

O ultrassom é um exame bidimensional (modo 2D ou B-mode), que pode ser interpretado por meio de planos que são projetados na tela. Essas imagens em duas dimensões podem ser obtidas em

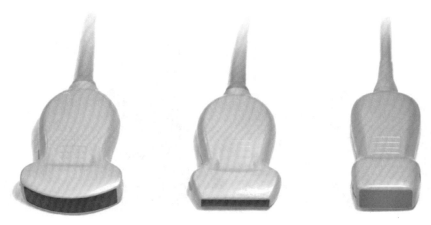

**Figura 10.2** *Tipos de transdutores. Da esquerda para direita: transdutor convexo (abdominal), transdutor linear e transdutor cardíaco (phased array). Fonte: Acervo pessoal.*

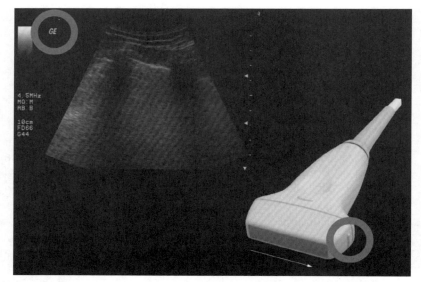

**Figura 10.3** *Marcador no transdutor e marcador na tela. Servem para orientação espacial. A imagem que estiver do lado da direção escolhida pelo marcador do transdutor coincidirá com a imagem do marcador na tela. Por exemplo: com o marcador do transdutor direcionado para a direita do paciente, a imagem à direita do transdutor ficará à esquerda da tela (local onde está o marcador da tela). Fonte: Acervo pessoal.*

qualquer dos planos anatômicos (**Figura 10.4**): sagital (longitudinal), coronal (frontal) ou axial (transversal). Saber orientar-se nestes planos é de suma importância, por isso algumas convenções assumem papel fundamental. Toda tela do ultrassom, ao ser ligada, apresenta um marcador (indicador) que pode ser colocado em qualquer canto da tela. Por convenção, para o ultrassom à beira do leito, este marcador fica sempre posicionado no canto superior esquerdo da tela. Todo transdutor (sonda) também apresenta um marcador (indicador) que coincide com aquele marcador da tela e que, também por convenção, deve estar sempre direcionado para a direita do paciente (plano transversal ou axial) ou para a região cefálica do paciente (plano longitudinal ou sagital e plano coronal). Estas convenções apresentam exceções: alguns procedimentos e a janela paraesternal longa do coração, cujo indicador do transdutor deve ser direcionado para a esquerda do paciente. Pelo menos duas outras funções são de

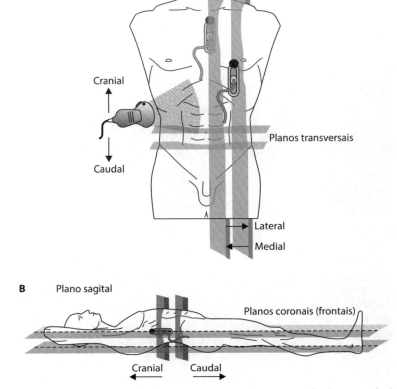

**Figura 10.4** *Figuras A e B demonstram os planos anatômicos sagital, coronal e transversal.*

extrema importância na obtenção da imagem: profundidade e ganho. A profundidade deve ser determinada pela localização da estrutura de interesse a ser examinada e que deve estar centralizada na tela. A **Figura 10.5** ilustra três profundidades para o mesmo exame.

O ganho é o ajuste da intensidade dos ecos que retornam dos tecidos. Aumentar o ganho significa aumentar o brilho, e diminuir o ganho significa deixar a imagem mais escura. Em analogia, é como aumentar o volume de uma música: escuta-se melhor, mas não se interfere na qualidade do som. O ganho não exerce efeito no poder acústico do ultrassom (**Figura 10.6**).

- Potenciais Bioefeitos do Ultrassom Diagnóstico

Por não emitir radiação ionizante, o uso do ultrassom é considerado seguro e sem consequências maiores para a saúde, tanto para quem recebe o exame como para quem o aplica. No entanto, são necessárias algumas considerações quanto a potenciais bioefeitos que o ultrassom diagnóstico pode apresentar e, com isso, observar-se o princípio ALARA (*as low as reasonably achievable*): usar o mínimo para obter a informação necessária. Os possíveis efeitos do ultrassom diagnóstico dividem-se em térmicos e não térmicos.[3]

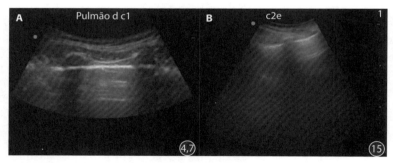

**Figura 10.5** *A: Pouca profundidade: 4,7 cm; B: Grande profundidade: 15 cm.*

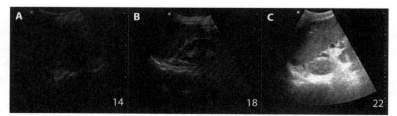

**Figura 10.6** *A: Ganho insuficiente: imagem muito escura; B: Ganho excessivo: imagem muito clara; C: Ganho adequado: imagem ideal.*

As Potencialidades do Uso do Ultrassom à Beira do Leito nas Emergências Pediátricas ■ 111

## Potencial efeito térmico

Tem importância maior em condições fetais. Sabe-se que, no geral, a temperatura aumenta progressivamente do modo B para o Doppler colorido e deste para o Doppler espectral, sendo determinado pelo TI (*thermal index* – que aparece no display do aparelho). Aumentos excessivos da temperatura podem resultar em efeitos adversos nos sistemas em desenvolvimento fetal em mamíferos e dependem de vários fatores, como tempo de exposição, tipo de tecido exposto, taxa de proliferação celular e seu potencial para regeneração. Embora exista potencial para identificação de efeitos biológicos, é importante ressaltar que nenhuma anomalia congênita tem sido atribuída ao uso do ultrassom diagnóstico até o momento.

## Potencial efeito não térmico (mecânico)

O mecanismo envolvido aqui é a interação das ondas mecânicas do ultrassom com as pequeníssimas bolhas gasosas, referidas como corpos de gás e que podem levar ao fenômeno de cavitação. A cavitação pode ser estável: apresenta baixo índice mecânico (MI – *mechanical index*: quantidade de energia com probabilidade de causar cavitação), as microbolhas absorvem e interceptam o *beam* do ultrassom, mas não se agitam. A cavitação também pode ser transitória: apresenta alto índice mecânico (MI), as microbolhas se agitam causando aumento de pressão nos tecidos - podendo levar a micro-hemorragias, conforme visto em pulmão e intestinos de modelos animais como ratos e porcos, nos quais o MI foi superior a 0,4. No entanto, não há significância clínica destes efeitos até o momento e nenhum efeito adverso foi independentemente relacionado com a exposição ao ultrassom em humanos.

A recomendação é que se evite exposição desnecessária a tecidos como pulmão neonatal, sendo a estratégia geral manter o MI o mais baixo possível enquanto se obtém a informação diagnóstica necessária (tecidos sem corpos gasosos: MI até 1,9 e com corpos gasosos o MI deve ser idealmente < 0,4).

Já para o TI (razão entre energia emitida e energia necessária para elevar em 1 °C a temperatura de um tecido específico), os valores recomendados como seguros variam conforme a fase: pré-natal: < 0,5, em especial no primeiro trimestre. Se necessário mais do que 0,5, o exame deve ser limitado a menos de 30 minutos. Se > 2,5, o exame não deve exceder 1 minuto. Para a fase pós-natal: TI deve ser < 2, exames que apresentem TI entre 2 e 6 não devem exceder 30 minutos de exposição e aqueles com TI > 6 não devem exceder 1 minuto de exposição.[6,7]

A melhor prática é aplicar o princípio do ALARA:
• Use o menor poder acústico possível;
• Minimize o tempo de exposição;

112 ■ Série Brasileira de Medicina de Emergência

• Ajuste o ganho, não o poder acústico;

Outra consideração importante em termos de segurança para o uso do ultrassom à beira do leito diz respeito aos cuidados dispensados para não propagar microrganismos. Para isso, é importante e de responsabilidade de quem utiliza o equipamento de ultrassom manter limpos a área de trabalho, o equipamento e a si mesmo. Trate cada paciente com potencial para doenças comunicáveis. Observe as metas internacionais de segurança do paciente no quesito higiene das mãos e utilize soluções padronizadas para desinfecção de superfícies para higienizar os transdutores, cabos e aparelho antes e após o contato com o paciente. Ao colocar o gel para realizar o exame, não encoste o tubo de gel no transdutor, assim evita-se a contaminação desse recipiente.

O ultrassom à beira do leito deve ser executado por quem assiste ao paciente, de uma maneira prática e simplificada, de modo que não atrase o atendimento como um todo. Por esse motivo, o foco deve ser em questões-chave para auxiliar na tomada de decisão.

## ■ Avaliação Pulmonar

O estudo ultrassonográfico dos pulmões encontra-se intrinsecamente ligado à ultrassonografia *point of care*, uma vez que, diferentemente das demais aplicações, as quais foram desenvolvidas e testadas essencialmente por radiologistas, a avaliação pulmonar foi desenvolvida originalmente por médicos intensivistas e emergencistas.

O ultrassom à beira do leito pode ser incorporado na rotina do atendimento de pacientes pediátricos que se apresentem com disfunção respiratória e/ou hipoxemia para avaliar a presença de pneumotórax, hemotórax ou derrame pleural. Também serve para ajudar a diferenciar entre pneumonia e bronquiolite, bem como diferenciar derrame pleural parapneumônico de Empiema.[4]

Transdutores mais frequentemente utilizados: abdominal ou convexo e linear.

Questões-chave do exame pulmonar:
• Há pneumotórax?
• Há derrame pleural?
• Há consolidação?
• Há sinais de aumento de líquido no interstício pulmonar?

## Exame normal

Com o paciente em decúbito dorsal, posiciona-se o transdutor no tórax anterior no segundo ou terceiro espaço intercostal, na linha hemiclavicular, com o marcador direcionado para a região cefálica. Nesta posição, calibra-se a profundidade de acordo com o tamanho do paciente. Geralmente, a calibragem será bem superficial, uma vez que a primeira estrutura que procuraremos será a pleura. Com o transdutor na posição descrita, devemos, então, localizar as costelas, as quais são facilmente identificadas por apresentarem uma linha hiperecoica com uma sombra acústica posterior. Ajusta-se a posição até que se observe a presença de duas costelas e um espaço intercostal entre elas, como na **Figura 10.7**. A imagem, no paciente sadio, evidencia as seguintes estruturas: pele; musculatura anterior da caixa torácica; costelas; espaço intercostal; linha pleural e artefato.

A imagem abaixo da linha pleural é peculiar, pois quando temos um pulmão aerado em contato com a pleura, o que vemos não é a sua imagem. Como ocorre a dispersão do feixe, isso impede a geração de uma imagem pelo aparelho, havendo tecnicamente a formação de artefato. Logo, na maioria das situações patológicas, as imagens pulmonares são interpretadas pelo estudo dos artefatos.

As **Figuras 10.7 a 10.9** ilustram os principais referenciais anatômicos nas janelas do exame pulmonar ultrassonográfico com os achados dentro da normalidade.

Originalmente, Lichtenstein descreveu 17 tipos diferentes de artefatos. Neste capítulo, abordaremos apenas alguns deles.

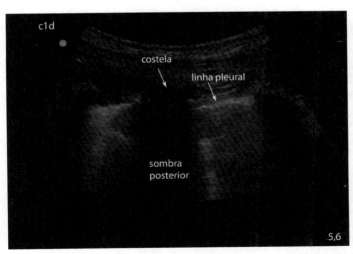

**Figura 10.7** *Espaço intercostal: esta imagem também é chamada de sinal do morcego, em que as duas costelas com suas respectivas sombras representam as asas e a linha pleural o corpo (a imagem estática impede a avaliação do deslizamento pleural). Fonte: Acervo pessoal.*

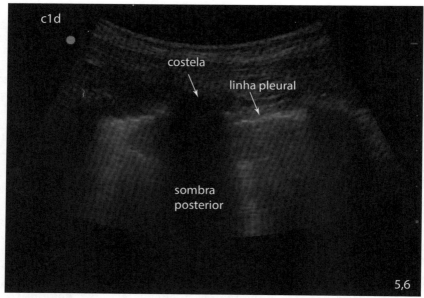

**Figura 10.8** *Espaço intercostal com 18 cm de profundidade e sem os filtros. Esta é a profundidade adequada para avaliação da síndrome intersticial. Fonte: Acervo pessoal.*

## Linhas A

São linhas horizontais hiperecoicas geradas pela reverberação do som entre o transdutor e a linha pleural. É um artefato que evidencia um pulmão normal ou hiperinsuflado. Por que ocorrem? Quando os feixes de ultrassom atingem a linha pleural, eles são refletidos de volta ao transdutor. Parte das ondas que retornaram ao transdutor é refletida de volta aos tecidos percorrendo a mesma distância até atingirem pela segunda vez a linha pleural. Novamente, a linha pleural causará uma nova reflexão ao transdutor. Esse ciclo se reproduzirá até que ocorra uma total atenuação das ondas. Importante: quando o feixe de ultrassom atinge o transdutor pela segunda vez, ele demora duas vezes mais tempo para chegar até ele; quando o atinge pela terceira vez, o atraso será três vezes maior e assim sucessivamente. Por essa razão, as linhas A são equidistantes entre si.

## Caudas de cometa

Nome dado aos artefatos hiperecoicos verticais gerados pelas pleuras. As caudas de cometa são finas (cerca de 1 mm de espessura), únicas, não atingem o final da tela e não apresentam correlação com patologias conhecidas, sendo atualmente consideradas fisiológicas.

As Potencialidades do Uso do Ultrassom à Beira do Leito nas Emergências Pediátricas ■ 115

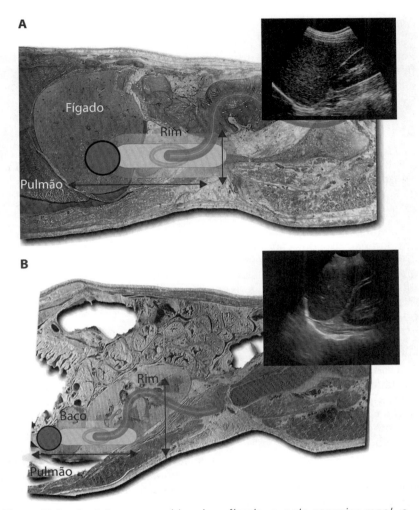

**Figura 10.9** *A: A imagem evidencia o fígado, o polo superior renal, o diafragma e a imagem em espelho do fígado para trás do diafragma (sinal de ausência de líquido pleural). As flechas indicam como o transdutor deve ser movimentado para adquirir essa reprodução. O marcador do transdutor está voltado para a região cefálica do paciente. Fonte: Acervo pessoal; B: A imagem evidencia o baço, o polo superior renal, o diafragma e a imagem em espelho do baço para trás do diafragma (sinal de ausência de líquido pleural). As flechas indicam como o transdutor deve ser movimentado para adquirir essa reprodução. O marcador do transdutor está voltado para a região cefálica do paciente. Fonte: Acervo pessoal.*

116 ■ Série Brasileira de Medicina de Emergência

## Linhas B

Consideradas um tipo de cauda de cometa, são linhas hiperecoicas, verticais e bem-definidas que partem da linha pleural, atingem o final da tela e se movimentam com o deslizamento das pleuras. As linhas B refletem um aumento na quantidade de líquido no interstício pulmonar, sendo, então, relacionadas a uma série de patologias.

## Deslizamento pleural

Quando a pleura parietal toca na pleura visceral durante a respiração, a linha pleural cintila, se movimenta e esse fenômeno é denominado de deslizamento pleural.

## Pulso pulmonar

Detecção da pulsação cardíaca no pulmão. Mais bem visualizado na ausência do deslizamento pleural, pois a movimentação pleural apaga esse sinal. A existência de pulso pulmonar bilateral significa que as pleuras parietal e visceral estão em contato, porém não há deslizamento porque não há expansão pulmonar no local examinado. O principal resultado da presença de pulso pulmonar é a exclusão do diagnóstico de pneumotórax.

## Pneumotórax

Pelo menos dois estudos em pacientes neonatos internados em unidade de terapia intensiva (UTI) demonstram que o ultrassom tem sido altamente acurado em detectar pneumotórax.[5,6] Nos pacientes pediátricos atendidos na sala de emergência, a busca pelo ponto pulmonar também tem diagnosticado pneumotórax com precisão.[7]

Os quatro sinais úteis para diagnosticar e/ou excluir o diagnóstico de pneumotórax estão no fluxograma apresentado pelas recomendações internacionais baseadas em evidências para o ultrassom pulmonar à beira do leito[8] (**Figura 10.10**).

Os sinais ultrassonográficos de pneumotórax são:
• Presença de ponto pulmonar.
• Ausência de deslizamento pleural.
• Ausência de linhas B.
• Ausência de pulso pulmonar.

O deslizamento pleural tem uma relevância extrema na ultrassonografia pulmonar, pois exclui pneumotórax no momento e no ponto examinado. No pneumotórax, não há deslizamento pleural, mas atelectasias maciças, intubação seletiva, contusão pulmonar e aderência pleural também podem se apresentar com ausência de deslizamento pleural.

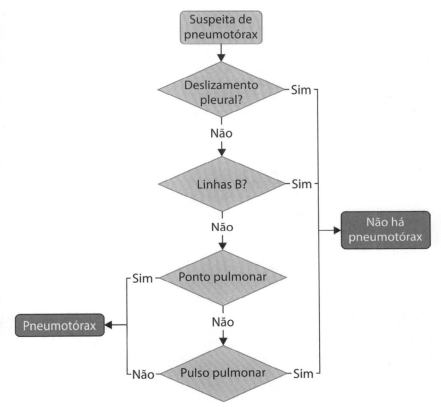

**Figura 10.10-1** *Fluxograma com a combinação dos quatro sinais sonográficos úteis para excluir ou diagnosticar pneumotórax (deslizamento pleural; linhas B; ponto pulmonar e pulso pulmonar).*

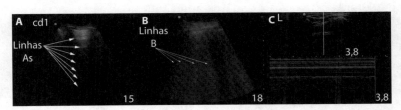

**Figura 10.10-2** *A: Linhas A. São horizontais hiperecoicas geradas pela reverberação do som entre o transdutor e a linha pleural. B: Linhas B. São linhas hiperecoicas, verticais e bem-definidas que partem da linha pleural, atingem o final da tela e se movimentam com o deslizamento das pleuras. C: Pulso pulmonar. Imagem obtida no Modo M para melhor visualização estática. Detecção da pulsação cardíaca no pulmão. Fonte: Acervo pessoal.*

## Derrame pleural

*Questão-chave: Há líquido no espaço pleural?*

A ultrassonografia pulmonar não só constata a presença do líquido pleural, como também quantifica a sua extensão. O ultrassom também pode fornecer informações sobre o tipo do derrame pleural baseado na aparência ecográfica do líquido e na espessura da pleura, sendo considerado melhor do que a tomografia para tal, tanto em adultos[9,10] como em pacientes pediátricos.[11] A sensibilidade da ecografia na avaliação do derrame pleural é de 95% quando comparada à da tomografia (padrão-ouro), sendo também superior à da radiografia torácica que tem uma acurácia diagnóstica de apenas de 47%.[12] É o exame de escolha para a realização de toracocentese por fornecer em tempo real a localização e a quantidade do líquido existente no espaço pleural (**Figura 10.11**).

## Pneumonia

*Questão-chave: Há consolidação?*

O sinal ultrassonográfico de consolidação é definido por uma região subpleural pobre em ecos (com ecotextura semelhante ao tecido hepático). Consolidação é a substituição de ar por líquido dentro dos alvéolos pulmonares. Como o ultrassom consegue ser transmitido pelos líquidos, uma imagem real do pulmão poderá surgir. Pontos hiperecoicos poderão também ser apreciados. Estes representam o ar dentro dos brônquios, os broncogramas aéreos.

As consolidações podem ser determinadas por várias causas, incluindo infecção, embolia pulmonar, neoplasia, atelectasia e contusão pulmonar. A **Figura 10.12** demonstra as características de uma consolidação.

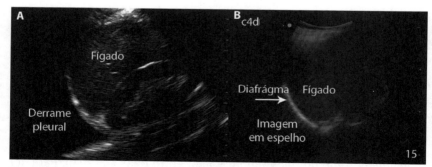

**Figura 10.11** *A: Quadrante superior direito evidenciando presença de derrame pleural. B: Quadrante superior direito evidenciando a imagem em espelho do fígado para trás do diafragma: sinal de ausência de derrame pleural. Fonte: Acervo pessoal.*

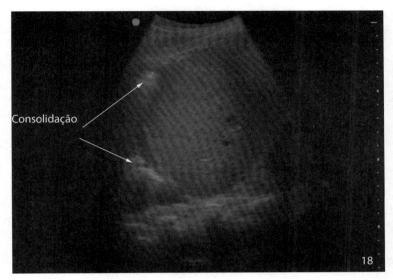

**Figura 10.12** *Consolidação pulmonar. Fonte: Acervo pessoal.*

O ultrassom pulmonar é uma ferramenta clinicamente útil para diagnosticar pneumonia, entretanto é importante lembrar que consolidações que não atinjam a pleura não serão detectadas pelo ultrassom.

Evidências de ensaios clínicos randomizados controlados sugerem que o ultrassom pulmonar possa ser um substituto factível e seguro à radiografia de tórax para avaliar crianças com pneumonia.[13] Dados de metanálise demonstraram sensibilidade do ultrassom pulmonar para o diagnóstico de pneumonia de 96% (95% IC 94-97%) e especificidade de 93% (95% IC 90-96%) com LR+ de 15,3 (95% IC 6,6 – 35,3) e LR- de 0,006 (95% IC 0,03-0,11).[14]

## Síndrome intersticial

*Questão-chave: Há sinais de aumento de líquido no interstício pulmonar?*

Múltiplas linhas B em várias regiões pulmonares são o sinal ultrassonográfico da síndrome intersticial pulmonar. A técnica de exame idealmente consiste do exame de oito regiões, mas o exame mais rápido de duas regiões anteriores pode ser suficiente em alguns casos.[8] Uma região é considerada positiva quando apresenta três ou mais linhas B em um plano longitudinal entre duas costelas. Para ser considerado o diagnóstico de síndrome intersticial, deve haver ao menos duas regiões positivas bilateralmente. O padrão B significa que há múltiplas linhas B em um paciente com síndrome intersticial. As causas de síndrome intersticial incluem:

120 ■ Série Brasileira de Medicina de Emergência

- Edema pulmonar de várias causas.
- Pneumonia intersticial (viral) ou pneumonite.
- Doença pulmonar difusa do parênquima (fibrose pulmonar) .

É válido lembrar que múltiplas linhas B focais (uma região) podem estar presentes em um pulmão normal e que o mesmo padrão focal de síndrome intersticial (múltiplas linhas B em uma região) pode ser encontrado nas seguintes situações:

- Pneumonia e pneumonite.
- Atelectasia.
- Contusão pulmonar.
- Infarto pulmonar.
- Doença pleural.
- Neoplasia.

Em estudos realizados em crianças com diagnóstico de bronquiolite ou pneumonia viral, os achados ultrassonográficos consistiram de pequenas consolidações subpleurais (menores do que 0,25 cm em profundidade) com anormalidades na linha pleural associadas com linhas B isoladas ou confluentes.[15,16] Em geral, a presença de maior número de achados pulmonares ultrassonográficos (linhas B, pequenas consolidações subpleurais) se correlacionam com bronquiolite ou pneumonia viral mais grave, com necessidade de oxigênio suplementar, sendo estes achados úteis em diferenciar pneumonia bacteriana de viral.

## Armadilhas do exame ultrassonográfico pulmonar

- Cuidado ao identificar o diafragma à esquerda, pois a combinação de ar no estômago e o baço podem ser confundidos com consolidação pneumônica (consolidação pulmonar com broncogramas aéreos).
- O timo pode aparecer como uma consolidação pulmonar ao ultrassom, mas a ausência de broncograma aéreo ajuda a diferenciar consolidação de tecido glandular.
- Lembre-se de desligar os filtros (THI e MB) ao avaliar a presença de linhas B ou deslizamento pleural.

## ■ Avaliação Cardíaca Focada

A avaliação cardíaca com ultrassom à beira do leito realizada pelo clínico é utilizada em uma grande variedade de condições e não limitada a diagnosticar apenas patologias cardíacas. Contudo, pode falhar em identificar achados patológicos revelados pela ecocardiografia formal pediátrica, especialmente pela maior prevalência de anomalias congênitas nessa população, o que vai além da capacidade de aplicação simplifica que a ecocardiografia focada representa. No entanto, médicos emergencistas e intensivistas com treinamento focado são hábeis em

As Potencialidades do Uso do Ultrassom à Beira do Leito nas Emergências Pediátricas ■ 121

diagnosticar derrame pericárdico, anormalidades da contratilidade cardíaca e aumento de câmaras ventriculares com uma acurácia de 91%.[17,18] Os principais alvos diagnósticos da ecocardiografia focada em pediatria e neonatologia estão na identificação de derrame pericárdico, avaliação grosseira de discrepância no tamanho das câmaras, avaliação grosseira da função sistólica, do *status* volumétrico e de anormalidades valvulares grosseiras.[19] O ecocardiograma focado é insuficiente para descartar anomalias congênitas.[19]

Transdutores mais frequentemente utilizados: cardíaco (setorial) ou abdominal (convexo).

Questões-chave do exame ultrassonográfico cardíaco focado:

- Há atividade cardíaca?
- Há líquido no pericárdio?
- Como está a função ventricular?
- Há aumento de câmaras direitas?

## Exame normal

A avaliação cardíaca focada deve incluir a visualização das janelas subxifoide, paraesternal longa, paraesternal curta e apical de quatro câmaras. As **Figuras 10.14 a 10.17** ilustram estas janelas cardíacas. Particularmente no ecocardiograma focado, há múltiplos padrões bem-estabelecidos de orientação da imagem em termos de orientação do transdutor e indicador correspondente na imagem e isso varia nas diferentes especialidades: emergencistas; intensivistas; e ecocardiografiastas. A questão crucial é manter consistência interna com o sistema adotado para visualização das janelas.[19]

- **Subxifoide**: Para se obter esta janela, o transdutor é posicionado na região epigástrica logo abaixo do apêndice xifoide, com marcador orientado para a direita do paciente, com o feixe de ultrassom direcionado para o ombro esquerdo e com o transdutor inclinado a 15 graus da parede abdominal (**Figuras 10.13**).

Essa janela oferece duas informações importantes: a presença de atividade motora cardíaca e avaliação da presença de líquido livre dentro do saco pericárdico. As estruturas que devem estar presentes nesta janela são (**Figura 10.14**):

- Fígado.
- Ventrículo direito.
- Átrio direito.
- Ventrículo esquerdo.
- Átrio esquerdo.
- Saco pericárdico.
- **Paraesternal longa**: Esta janela é obtida com o transdutor entre o terceiro e o quinto espaço intercostal, com o marcador do transdutor direcionado para a crista ilíaca esquerda. Essa

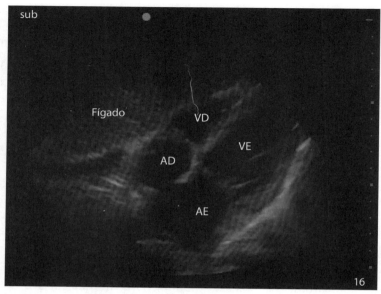

**Figura 10.13** *Janela subxifoide. Fígado. AE: átrio esquerdo; VE: ventrículo esquerdo; AD: átrio direito; VD: ventrículo direito. Fonte: Acervo pessoal.*

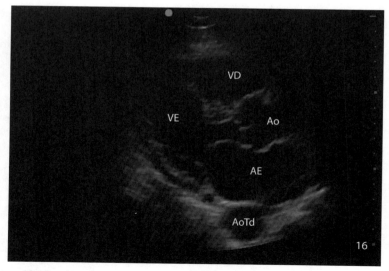

**Figura 10.14** *Janela paraesternal longa. AE: átrio esquerdo; VE: ventrículo esquerdo; VD: ventrículo direito; Ao: aorta; AoTd: aorta torácica descendente. Fonte: Acervo pessoal.*

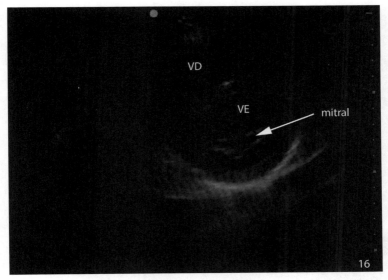

**Figura 10.15** *Janela paraesternal curta. VE: ventrículo esquerdo; VD: ventrículo direito. Fonte: Acervo pessoal.*

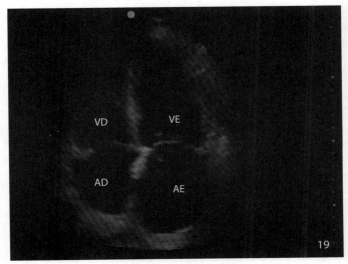

**Figura 10.16** *Janela apical de quatro câmaras. AE: átrio esquerdo; VE: ventrículo esquerdo; AD: átrio direito; VD: ventrículo direito. Fonte: Acervo pessoal.*

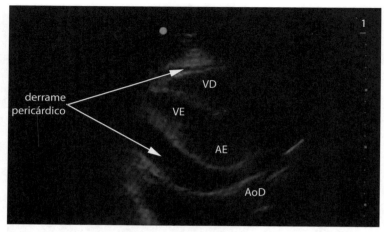

**Figura 10.17** *Janela paraesternal longa exibindo derrame pericárdico sem evidência de tamponamento. A quantidade de líquido existente ainda não está afetando a contratilidade do ventrículo direito. VD: ventrículo direito; VE: ventrículo esquerdo; AoD: aorta torácica descendente. Fonte: Acervo pessoal.*

é uma exceção, pois todo o exame de ultrassom realizado pelo emergencista tem por padrão manter o marcador sempre para a direita do paciente (planos transversais) ou para região cefálica do paciente (planos sagitais ou coronais). Esta janela nos proporciona uma visão do eixo longo do coração, ficando em evidência o ventrículo esquerdo; ela janela é útil para avaliação da fração de ejeção, pois é possível observar a abertura da válvula mitral e sua relação com o septo interventricular. Quando a válvula se abre totalmente, tocando ou quase tocando a parede do septo, a fração de ejeção pode ser estimada como normal.

As estruturas que devem ser observadas nesta janela são (**Figura 10.15**):
- Ventrículo direito.
- Ventrículo esquerdo.
- Átrio esquerdo.
- Saco pericárdico.
- Válvula mitral.
- Válvula aórtica.
- Aorta torácica descendente.
- **Paraesternal curta:** Esta janela é obtida a partir da posição onde se está realizando a janela paraesternal longa, girando-se o transdutor em 90° no sentido horário, com o marcador no final

As Potencialidades do Uso do Ultrassom à Beira do Leito nas Emergências Pediátricas ■ 125

da rotação possivelmente orientado para a crista ilíaca direita. Deve-se tentar manter, durante essa manobra, a visão sobre a válvula mitral. A imagem obtida do ventrículo em forma circular e movimentando-se é associada à boca de um peixe, por vezes sendo utilizada esta analogia na sua descrição. Direcionando o transdutor mais caudal, podemos observar os músculos papilares. Esta janela é útil para avaliar a contração do ventrículo esquerdo, confirmando a estimativa da fração de ejeção denotada pela visão paraesternal longa. A parede do ventrículo esquerdo deve estar contraindo totalmente para que se tenha uma fração de ejeção ótima e deve ter o formato circular.

As estruturas que devem ser observadas nestas janelas são (**Figura 10.16**):

- Ventrículo direito.
- Ventrículo esquerdo.
- Saco pericárdico.
- Válvula mitral.
- **Apical de quatro câmaras**: A obtenção desta janela é feita pelo posicionamento do transdutor no ápice cardíaco com o marcador orientado para o lado direito do paciente e o feixe de ultrassom direcionado para o ombro direito do paciente. Nesta visão, podemos observar as quatro câmaras cardíacas em um corte que permite a comparação de tamanho entre elas, sendo, então, possível verificar o aumento do ventrículo direito em relação ao esquerdo. É uma boa janela para constatação de derrame pericárdico, da função sistólica e também do tamanho das câmaras direitas.

As estruturas que devem ser observadas nesta janela são (**Figura 10.17**):

- Ventrículo direito.
- Átrio direito.
- Ventrículo esquerdo.
- Átrio esquerdo.
- Saco pericárdico.
- Válvula mitral.
- Válvula tricúspide.

## Derrame pericárdico

### Questão-chave: Há líquido no saco pericárdico?

A avaliação de derrame pericárdico será positiva quando for possível observar claramente a presença de uma imagem anecoica entre o saco pericárdico e o coração. A janela mais utilizada para detectar derrame pericárdico é a subxifoide. O derrame pericárdico também pode ser bem visualizado na paraesternal longa. Essa janela é especialmente útil quando o paciente também apresenta um derrame pleural volumoso, que, muitas vezes, serve como fator de confusão e pode levar a exames falso-positivos. Para diferenciar derrame pleural de derrame pericárdico, deve-se observar a posição do fluido em relação à aorta torácica descendente. Caso o fluido esteja acumulado acima da aorta descendente, ele estará relacionado ao derrame pericárdico e se estiver coletado abaixo da aorta torácica descendente, a correlação será com o derrame pleural.

Alguns pacientes apresentam uma área anecoica anterior que não corresponde a líquido livre, e sim à gordura pericárdica ou epicárdica. No entanto, essa área normalmente não é circunferencial e, na maioria dos casos, não é completamente anecoica. Além disso, durante a sístole, essa área não desaparece, como acontece com pequenas quantidades de líquido que se deslocam durante o ciclo cardíaco.

O tamponamento cardíaco ocorre quando uma quantidade de líquido dentro do saco pericárdico exerce pressão no coração, afetando inicialmente as câmaras direitas na diástole, o que leva à impossibilidade de enchimento cardíaco e de bombeamento de sangue. A forma aguda é a mais grave, pois pode levar rapidamente à parada cardíaca. A deformidade sofrida pelo ventrículo direito associada ao acúmulo de líquido pode ser visualizada pela ultrassonografia (**Figura 10.18**).

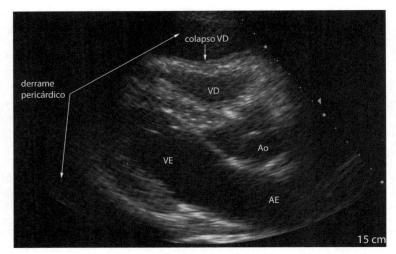

**Figura 10.18** *Janela paraesternal longa exibindo derrame pericárdico com evidência de tamponamento. O grande volume do derrame pericárdico está afetando a contratilidade do ventrículo direito, causando seu colpaso durante a diástole. AE: átrio esquerdo; VE: ventrículo esquerdo; VD: ventrículo direito; Ao: aorta. Fonte: Acervo pessoal.*

As Potencialidades do Uso do Ultrassom à Beira do Leito nas Emergências Pediátricas ■ 127

## Insuficiência sistólica ventricular esquerda

*Questão-chave: Como está a função sistólica ventricular esquerda?*

As janelas mais adequadas para estimar a função ventricular esquerda à beira do leito são a paraesternal longa e a paraesternal curta. A abertura da válvula mitral e sua relação com o septo interventricular são os principais aspectos observados para estimar a função sistólica. Quando a válvula abre totalmente, tocando ou quase tocando na parede do septo, a fração de ejeção pode ser estimada como normal. Na medida em que a amplitude da abertura da válvula mitral diminui, a fração de ejeção também diminui. Todavia, a válvula mitral não é a única a ser avaliada para o estabelecimento da função do ventrículo esquerdo: sua força de contração também deve ser observada. Para tanto, a janela paraesternal longa ajuda na avaliação da contratilidade do ventrículo esquerdo. Ele deve se contrair em todos os segmentos para que a fração de ejeção seja normal. Se alguma parede não se mover durante a sístole, menos sangue será ejetado. A contratilidade também deve ser avaliada na janela paraesternal curta. Nesta, o ventrículo esquerdo deve apresentar uma forma circular e, durante a sístole, espessar as paredes em direção deve ficar com as paredes mais largas (espessas) em direção centrípeta, isso confirma que toda a sua parede está se contraindo de forma adequada. A avaliação quantitativa exata da fração de ejeção está fora do escopo das atribuições do emergencista, contudo a estimativa pela detecção visual tem uma correlação suficiente para o auxílio da decisão clínica.[20]

## Sobrecarga de câmaras direitas

*Questão-chave: Há aumento do ventrículo direito?*

A janela apical de quatro câmaras pode acrescentar informações importantes no caso de suspeita de tromboembolismo pulmonar. Nessas situações, o ventrículo direito, especialmente em pacientes previamente saudáveis, apresentará importante disfunção e consequente alteração anatômica. No caso do tromboembolismo pulmonar, devido ao aumento considerável da pressão intracardíaca e do ingurgitamento retrógrado do sistema venoso, o ventrículo direito (VD) ficará aumentado em relação ao esquerdo (VE). A medida deve ser realizada próximo das válvulas do VD e do VE. A relação normal da fração VD/VE é < 0,6. Um valor entre 0,6 e 1 denota um aumento da câmara direita de forma moderada, e um aumento > 1 representa um aumento definitivo.[21]

A janela paraesternal curta também é útil na avaliação do tamanho do ventrículo direito. O aumento agudo das pressões nas câmaras direitas pode ocasionar uma deformidade na parede septal do ventrículo esquerdo. Essa alteração resulta na retificação dessa parede, modificando sua forma circular. O VE assume um formato que lembra a letra D do alfabeto, uma imagem característica desse aumento das pressões no VD (**Figura 10.19**).

Armadilhas do exame ultrassonográfico cardíaco focado
- Confundir gordura epicárdica com derrame pericárdico.
- Na presença de derrame pericárdico, taquicardia grave pode impedir a visualização do colapso diastólico do VD, resultando na falha em identificar tamponamento. A avaliação da variação da velocidade de influxo ao Doppler mitral e a visualização de uma veia cava pletórica são recursos que podem ser utilizados para corroborar com o diagnóstico de tamponamento cardíaco ao ultrassom.
- Confundir câmaras direitas e esquerdas pode ocorrer devido à orientação imprópria do transdutor, especialmente no quadro de doenças cardíacas congênitas.

## ■ Avaliação da Veia Cava Inferior

A relação cava/aorta e a avaliação dinâmica da colapsabilidade da cava inferior na inspiração têm sido investigadas na população pediátrica fundamentalmente para avaliar o estado de hidratação e volêmico.[4]

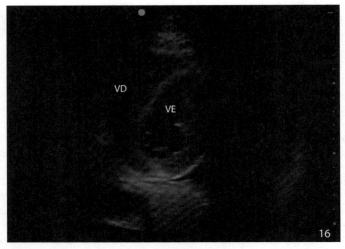

**Figura 10.19** *Janela paraesternal curta evidenciando aumento das câmaras direitas do coração. Há a presença do sinal do "D" (o VE está sofrendo com o aumento da pressão do VD que o comprime, deixando sua parede septal retificada, fazendo-o se parecer com a letra "D"). VE: ventrículo esquerdo; VD: ventrículo direito. Comparar a diferença com a* **Figura 10.15**. *Fonte: Acervo pessoal.*

## Exame normal

A veia cava é usualmente acessada na janela subxifoide no plano longitudinal, utilizando-se a janela acústica proporcionada pelo parênquima hepático que apresenta íntima relação com o vaso, cruza o diafragma e entra no átrio direito. A avaliação dinâmica pode incluir medidas do diâmetro do vaso durante a inspiração e durante a expiração a 2 cm da entrada da veia cava no átrio D. Afere-se o diâmetro em imagens estáticas na inspiração e na expiração, podendo também ser utilizado o modo M para realizar estas medidas. A relação cava/aorta é comumente examinada na sua posição subxifoide e medidas do diâmetro máximo durante a sístole são comparadas ao diâmetro máximo da veia cava na expiração no plano transversal, usualmente ao nível das artérias renais.[22] Uma relação cava/aorta de 0,8 apresentou uma sensibilidade de 67% e uma especificidade de 71% para predição de desidratação clinicamente significativa. Já o índice de colapsabilidade quando o ponto de corte foi de 50%, como utilizado na avaliação de adultos, obteve sensibilidade de 8% e especificidade de 87% para predizer desidratação significativa. Quando o ponto de corte foi elevado para 80%, a sensibilidade foi de 83% e a especificidade caiu para 42%. As **Figuras 10.20** e **10.21** ilustram a variação da veia cava, evidenciando uma cava colabada e uma cava engurgitada.

## Armadilhas do exame ultrassonográfico da veia cava inferior

- Ventilação com pressão positiva e vasopressores podem ter impacto no tamanho e na variação respiratória da veia cava inferior.

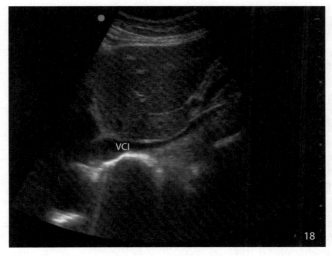

**Figura 10.20** *Veia cava inferior colabada. VCI: veia cava inferior. Fonte: Acervo pessoal.*

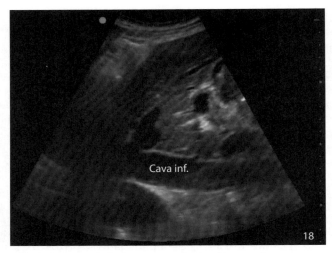

**Figura 10.21** *Veia cava inferior engurgitada. Fonte: Acervo pessoal.*

- Confundir a veia cava com a aorta durante a avaliação do *status* volêmico. A aorta pode ser identificada baseada no conhecimento de que suas paredes são mais circulares, mais hiperecogênicas, mais espessas, com fluxo de característica arterial ao Doppler pulsado e por seus ramos anatômicos.

### ■ Avaliação Venosa dos Membros Inferiores

Até o momento, há apenas uma série de casos que avaliou o uso do ultrassom à beira do leito para o diagnóstico de trombose venosa profunda (TVP) em crianças. A avaliação da acurácia do método em crianças será difícil em virtude da raridade desta patologia nos serviços de emergência pediátricos.

### ■ Juntando Tudo

Os estudos de casos a seguir ilustram situações em que a utilização da ecografia à beira do leito tem sido útil na prática clínica.

### Estudo de caso 1

Criança de 2 meses internada por bronquiolite, necessitando de ventilação mecânica, apresenta quadro de queda da saturação. Ao exame ecográfico à beira do leito, constatam-se ausência de deslizamento pleural unilateral, ausência de pulso pulmonar e ausência de linhas B. Na região lateral do mesmo hemitórax, observa-se local com deslizamento intermitente da pleura sincrônico com

As Potencialidades do Uso do Ultrassom à Beira do Leito nas Emergências Pediátricas ■ 131

ventilação mecânica caracterizando o ponto pulmonar, sinal específico de pneumotórax. Realizada drenagem torácica com melhora da saturação de oxigênio. A ultrassonografia pode permitir a tomada de decisão mais rápida e resolução da dessaturação apresentada em menor tempo.

## Estudo de caso 2

Criança de 1 ano, internada por bronquiolite, necessitando de ventilação mecânica. Subitamente, o paciente apresenta queda da saturação de oxigênio e diminuição do murmúrio vesicular no hemitórax esquerdo. Solicitada radiografia de tórax com urgência, mas os técnicos só conseguirão realizar o exame em 30 minutos. O paciente permanece com hipoxemia. Realizada ultrassonografia que evidencia ausência de deslizamento pleural no hemitórax com murmúrio diminuído, mas com presença de pulso pulmonar. Essas duas alterações sugerem a possibilidade de intubação seletiva, pois indicam que esse pulmão tem as pleuras parietal em contato, mas sem expansão pulmonar.

O tubo é tracionado e observam-se o retorno do deslizamento pleural e melhora da saturação.

Nesse caso, a ultrassonografia prontamente descartou a possibilidade de pneumotórax associada à ventilação com pressão positiva: não apresentava deslizamento pleural, mas o pulso pulmonar estava presente. Essa é uma alteração combinação de alterações que sugere a possibilidade de atelectasia. Com o tracionamento do tubo e o retorno do deslizamento pleural, a hipótese de intubação seletiva se confirmou. Em diversas situações, o tempo de espera até um diagnóstico definitivo pode ser muito prejudicial ao paciente. Nesses casos, a utilização da ultrassonografia à beira do leito pode ajudar na tomada de decisão clínica imediata, evitando danos adicionais ao paciente.

## Estudo de caso 3

Criança de 3 anos vem à consulta por dispneia e febre. Ao exame ultrassonográfico, são notados presença de consolidação pulmonar localizada e derrame pleural associado. Prontamente, são iniciados antibióticos enquanto se aguardam os resultados dos demais exames.

Com a constatação de consolidação na ecografia, podemos iniciar o tratamento com antibiótico e evitar o risco de início tardio, prejudicial em potenciais casos de sepse. Em situações como esta, o exame ultrassonográfico também pode ajudar na diferenciação de um quadro de bronquiolite/pneumonia viral com mais rapidez.

# 132 ■ Série Brasileira de Medicina de Emergência

## ■ Referências Bibliográficas

1. Moore CL, Copel JA. Point-of-care ultrasonography. N Engl J Med. 2011 Feb 24; 364(8):749-57.
2. Becker DM, Tafoya CA, Becker SL, Kruger GH, Tafoya MJ, Becker TK. The use of portable ultrasound devices in low- and middle-income countries: a systematic review of the literature. Trop Med Int Health. 2016 Mar;21(3):294-311.
3. Nelson TR, Fowlkes JB, Abramowicz JS, Church CC. Ultrasound biosafety considerations for the practicing sonographer and sonologist. J Ultrasound Med. 2009 Feb;28(2):139-50.
4. Marin JR, Abo AM, Arroyo AC, Doniger SJ, Fischer JW, Rempell R, et al. Pediatric emergency medicine point-of-care ultrasound: summary of the evidence. Crit Ultrasound J. 2nd ed. Springer Milan; 2016 Dec;8(1):16.
5. Cattarossi L, Copetti R, Brusa G, Pintaldi S. Lung ultrasound diagnostic accuracy in neonatal pneumothorax. Canadian Respiratory Journal. Hindawi Publishing Corporation; 2016;2016(3):1-5.
6. Raimondi F, Rodriguez Fanjul J, Aversa S, Chirico G, Yousef N, De Luca D, et al. Lung ultrasound for diagnosing pneumothorax in the critically Ill neonate. The Journal of Pediatrics. 2016 Aug;175:74-78.e1.
7. Moreno-Aguilar G, Lichtenstein D. Lung ultrasound in the critically ill (LUCI) and the lung point: a sign specific to pneumothorax which cannot be mimicked. Critical Care. BioMed Central; 2015 Sep 8;19(1):155.
8. Volpicelli G, Elbarbary M, Blaivas M, Lichtenstein DA, Mathis G, Kirkpatrick AW, et al. International evidence-based recommendations for point-of-care lung ultrasound. Intensive Care Med. Springer-Verlag; 2012 Apr;38(4):577-91.
9. Hirsch JH, Rogers JV, Mack LA. Real-time sonography of pleural opacities. American Journal of Roentgenology. American Roentgen Ray Society; 1981 Feb;136(2):297-301.
10. Yang PC, Luh KT, Chang DB, Wu HD, Yu CJ, Kuo SH. Value of sonography in determining the nature of pleural effusion: analysis of 320 cases. American Journal of Roentgenology. American Public Health Association; 1992 Jul;159(1):29-33.
11. Hajalioghli P, Nemati M, Dinparast Saleh L, Fouladi DF. Can chest computed tomography be replaced by lung ultrasonography with or without plain chest radiography in pediatric pneumonia? Journal of Thoracic Imaging. 2016 Jul;31(4):247-52.
12. Lichtenstein D, Goldstein I, Mourgeon E, Cluzel P, Grenier P, Rouby J-J. Comparative diagnostic performances of auscultation, chest radiography, and lung ultrasonography in acute respiratory distress syndrome. Anesthesiology. 2004 Jan;100(1):9-15.
13. Jones BP, Tay ET, Elikashvili I, Sanders JE, Paul AZ, Nelson BP, et al. Feasibility and safety of substituting lung ultrasonography for chest radiography when diagnosing pneumonia in children. Chest. 2016 Jul;150(1):131-8.
14. Pereda MA, Chavez MA, Hooper-Miele CC, Gilman RH, Steinhoff MC, Ellington LE, et al. Lung ultrasound for the diagnosis of pneumonia in children: a meta-analysis. PEDIATRICS. American Academy of Pediatrics; 2015 Apr;135(4):714-22.
15. Caiulo VA, Gargani L, Caiulo S, Fisicaro A, Moramarco F, Latini G, et al. Lung ultrasound in bronchiolitis: comparison with chest X-ray. European Journal of Pediatrics. 2011 Apr 6;170(11):1427-33.
16. Tsung JW, Kessler DO, Shah VP. Prospective application of clinician-performed lung ultrasonography during the 2009 H1N1 influenza A pandemic: distinguishing viral from bacterial pneumonia. Crit Ultrasound J. Springer Milan; 2012;4(1):16.

As Potencialidades do Uso do Ultrassom à Beira do Leito nas Emergências Pediátricas ■ 133

17. Gaspar HA, Morhy SS, Lianza AC, de Carvalho WB, Andrade JL, do Prado RR, et al. Focused cardiac ultrasound: a training course for pediatric intensivists and emergency physicians. BMC Medical Education. BioMed Central; 2014 Feb 5;14(1):163.

18. Spurney CF, Sable CA, Berger JT, Martin GR. Use of a hand-carried ultrasound device by critical care physicians for the diagnosis of pericardial effusions, decreased cardiac function, and left ventricular enlargement in pediatric patients. Journal of the American Society of Echocardiography. 2005 Apr;18(4):313-9.

19. Via G, Hussain A, Wells M, Reardon R, Elbarbary M, Noble VE, et al. International evidence-based recommendations for focused cardiac ultrasound. Journal of the American Society of Echocardiography. 2014 Jul;27(7):683.e1-683.e33.

20. Gudmundsson P, Rydberg E, Winter R, Willenheimer R. Visually estimated left ventricular ejection fraction by echocardiography is closely correlated with formal quantitative methods. International Journal of Cardiology. 2005 May;101(2):209-12.

21. Beaulieu Y. Bedside echocardiography in the assessment of the critically ill. Crit Care Med. 2007 May;35(5 Suppl):S235-49.

22. Marin JR, Abo AM, Arroyo AC, Doniger SJ, Fischer JW, Rempell R, et al. Pediatric emergency medicine point-of-care ultrasound: summary of the evidence. Crit Ultrasound J. 2 ed. Springer Milan; 2016 Dec;8(1):16.

# Índice Remissivo

## ■ A

Administração de oxigênio, 15
Alcalose hiponatrêmica e hipoclorêmica, 71
Amostra de vírus, 28
Analgesia, 58
Anomalias anatômicas da mandíbula, 6
Antibioticoterapia, 57
Aorta torácica descendente, 124
Aporte hídrico, 29
Asma aguda grave, 39
 broncodilatadores β2-agonistas, 42
 corticosteroides, 41
 heliox, 47
 oxigenoterapia, 40
  de alto fluxo por cateter nasal, 49
 sulfato de magnésio, 44
 ventilação não invasiva, 47
 xantinas, 46
Aspiração de corpo estranho, 8
Ataxia cerebelar aguda, 86
Atresia de coana, 5
Átrio esquerdo, 124
Aumento do ventrículo direito, 127
Avaliação
 cardíaca, 121
  focada, 120
 da veia cava inferior, 128
 pulmonar, 112
 venosa dos membros inferiores, 130

## ■ B

*Bordetella pertussis*, 95
Broncodilatadores
 a e ß-adrenérgicos, 30
 ß2-agonistas, 42, 58
Bronquiolite viral aguda, 25
 agentes etiológicos, 26
 diagnóstico, 27
 manifestações clínicas, 26
 medidas gerais, 29
 patogênese, 25
 radiografia de tórax, 28
 tratamento, 29

## ■ C

Cânula nasal de alto fluxo, 15
 iniciar na emergência pediátrica, 20
Cateter nasal de alto fluxo, 15
Caudas de cometa, 114
Complexo *Burkholderia cepacia*, 66, 67
Comunicante de contato íntimo, 99
Consolidação, 118
Contatos íntimos, 99
Coqueluche, 95, 96
 complicações, 97
 diagnóstico laboratorial, 99
 epidemiologia, 96
 modo de transmissão, 97
 prevenção, 98
 quadro clínico, 97
 tratamento, 100
 vacinas, 98

# 136 ■ Série Brasileira de Medicina de Emergência

Corpo estranho, 8
Corticosteroides, 33, 41, 59
Cricotireoidostomia, 13

## ■ D

Dacriocistocele, 5
Derrame
  pericárdico, 125
  pleural, 118
Deslizamento pleural, 116
Desmame do alto fluxo, 21
Distúrbios hidroeletrolítico, 71
Doença(s)
  de vias aéreas superiores, 1
  falciforme, 53

## ■ E

Embolia gordurosa de medula
  óssea, 55
Encefalite pós-infecciosa, 86
Epinefrina, 31
Estenose
  da abertura piriforme
    anterior, 5
  de laringe, 10
  subglótica, 2
    congênita/membrana
      laríngea, 5
Estridor, 2
  agudo, 7
  pós-extubação, 9
Exacerbação pulmonar, 65
Exame ultrassonográfico
  cardíaco focado, armadilhas
    do, 128
  da veia cava inferior,
    armadilhas do, 129
  pulmonar, armadilhas do,
    120

## ■ F

Faringomalácia, 5
Fenda laringotraqueoesofágica, 5
Fibronasolaringoscopia, 6
  sem anestesia, 10
Fibrose cística, 65
Fisioterapia respiratória, 30, 57
Fixação temporomandibular, 6
Função sistólica ventricular
  esquerda, 127

## ■ G

Glossoptose, 6
Gripe A-H1N1, 83, 85, 86
  complicações neurológicas
    da, 86
  diagnóstico clínico da, 87

## ■ H

*Haemophilus influenza*, 65
Heliox, 47
Hemangioma, 5
Hemoptise, 67
Hidratação, 57
Hipoplasia de maxila, 5
Hipoventilação, 55

## ■ I

Infarto pulmonar, 55
Infecção, 55
Insuficiência sistólica ventricular
  esquerda, 127
Intubação
  com o laringoscópio
    flexível, 12

endotraqueal em obstrução de vias aéreas superiores, 11

# ■ J

Janela
  apical de quatro câmaras, 123
  paraesternal
    curta, 123, 124, 128
    longa, 121, 122, 124, 126
  subxifoide, 121, 122

# ■ L

Laringite
  espasmódica, 7
  viral aguda, 7
Laringomalácia, 4, 5
Laringoscópio(s)
  com fibra óptica rígida, 12
  de lâmina reta (Miller) ou de lâmina curva (Macintosh), 12
  flexível, 12
Lesões agudas de laringe após extubação, 9
Linfangioma, 5
Linhas
  A, 114
  B, 116
Líquido
  no espaço pleural, 118
  no interstício pulmonar, 119
  no saco pericárdico, 125

# ■ M

Macroglossia, 5
Malácia da via aérea, 4
Malformação(ões)

craniofaciais com micrognatia/ glossoptose, 5
  de Arnold Chiari, 7
Meningite asséptica, 86
Micrognatia, 6
Mielite transversa, 86
Miosite aguda, 86
Modos do ultrassom, 106
  modo B, 106
  modo M, 106
  modo D, 107
Montelucaste, 34

# ■ O

Obstrução nasal, 4
Obstrução respiratória alta, 1
  avaliação da criança com, 1
  sinais e sintomas, 1
  diagnóstico, 2
  causas, 3, 5
Optiflow®, 17, 18
Oxigênio, 57
  de alto fluxo (OAF), 49
Oxigenoterapia
  convencional, 15
  de alto fluxo, 15
    aparelhos, 17
    asma aguda grave, 49
    contraindicações, 21
    indicações, 19
    mecanismo de ação, 16
    por cateter nasal, 49

# ■ P

Papilomas, 8
Papilomatose respiratória recorrente, 8
Papilomavírus humano, 8

# 138 ■ Série Brasileira de Medicina de Emergência

Paralisia
  bilateral, 7
  de prega vocal, 5, 7
  unilateral, 7
Pneumonia(s), 75, 118
  abordagem por faixa etária, 76
    crianças pequenas e pré-escolares, 77
    escolares e adolescentes, 77
    lactentes, 76
    neonatos, 76
  avaliação de gravidade, 77
  fatores de risco, 77
  grave, 78
  investigação, 77
  muito grave, 78
  não grave, 78
  tratamento, 79
    hospitalização, 80
    manejo com agentes antibióticos, 81
    manejo da efusão pleural, 81
    manejo respiratório, 80
    prevenção, 81
Pneumotórax, 69, 116
Potencial efeito
  não térmico (mecânico), 111
  térmico, 111
Precision Flow – Vapotherm®, 17, 18
Pressão na via aérea positiva final, 15
Princípio ALARA (as low as reasonably achievable), 110
Pseudomonas aeruginosa, 66, 67
Pulso pulmonar, 116

## ■ Q

Quimioprofilaxia em comunicantes, 99

## ■ R

Ribavirina, 34
Rinite do lactente, 4
Ruído respiratório, 2

## ■ S

Saco pericárdico, 124, 125
Sequência de Robin, 6
Síndrome
  da obstrução do intestino distal (DIOS), 70
  de Guillain-Barré, 86
  intersticial, 119
  torácica
    aguda, 53
    na síndrome falcêmica, 53
      avaliação clínica, 56
      etiologia, 54
      fisiopatologia, 54
      tratamento, 56
Sobrecarga de câmaras direitas, 127
Solução salina hipertônica, 32
Staphylococcus aureus, 65, 67
Sulfato de magnésio, 44
Suplementação de oxigênio, 29

## ■ T

Tamponamento cardíaco, 126
Tosse e resfriado, 78
Transdutores, tipos de, 107

Transfusão sanguínea, 60
Traqueostomia, 12, 13
Trauma maxilofacial, 6

# ■ U

Ultrassom à beira do leito, 105
   modos do ultrassom, 106
      modo B, 106
      modo M, 106
      modo D, 107
   obtenção da imagem, 107
   potenciais bioefeitos, 110
   princípios do ultrassom, 106
   tipos de transdutores, 107

# ■ V

Vacinas coqueluche, 98
Válvula
   aórtica, 124
   mitral, 124, 125
Veia cava, 129
Ventilação
   mecânica, 72
   não invasiva, 47, 61
Ventrículo
   direito, 124, 125
   esquerdo, 124, 125
Via aérea na obstrução
   respiratória alta, 1
Vírus influenza, 84

# ■ X

Xantinas, 46

IMPRESSÃO:

**PALLOTTI**
GRÁFICA

Santa Maria - RS | Fone: (55) 3220.4500
*www.graficapallotti.com.br*